H. Gundermann

Heiserkeit und Stimmschwäche

gustav fischer taschenbücher

Ärztliche Ratschläge

Weitere Bände dieser Reihe:

Bauer, Multiple-Sklerose-Ratgeber
Böhme, Das hörgeschädigte Kind
Breuninger, Chronischer Schnupfen
Grumbrecht, Menstruation
Harmsen, Intimhygiene
Jörger, Leitfaden der Schwangerschaftsverhütung
Junghanns/Arnold, Anus praeter Fibel
Kleinsorge/Kleinsorge, Selbstentspannung
Kohlhaas-v. Dorrer/Kayser,
  Schwangerschaft und Geburtsvorbereitung
Mathies, Rheuma
Meyer-Wahl, Anfallskrankheiten
Neundörfer, Die Parkinsonsche Krankheit
Primer, Der Bronchialkranke
Raab, Hautfibel
Raab, Allergiefibel
Roth/Roth-Wittig, Kontaktlinsen
Sehhati-Chafai/Frey, ABC der lebensrettenden
Sofortmaßnahmen und Erste Hilfe
Utian, Wechseljahre
Waegner/Busch, Schwangerschafts-Schwimmen
Wieczorek, Wir turnen mit den Kleinsten

In Vorbereitung sind u. a. Bände zu den Themen:

Hämophilie
Herzschrittmacher
Tropenfibel
Spondylarthritis (Bechterew)

Heiserkeit und Stimmschwäche

Ein Leitfaden zur Selbsthilfe, wenn die Stimme versagt

Von

Horst Gundermann

20 Abbildungen

Gustav Fischer Verlag · Stuttgart · New York
1983

Anschrift des Autors:
Professor Dr. med. Horst Gundermann
Phoniatrisch-Logopädisches Zentrum
der Stiftung Rehabilitation Heidelberg
Bonhoefferstraße, 6900 Heidelberg 1

CIP-Kurztitelaufnahme der Deutschen Bibliothek

Gundermann, Horst:
Heiserkeit und Stimmschwäche : e. Leitf. zur Selbsthilfe, wenn d. Stimme versagt / von Horst Gundermann. – Stuttgart ; New York : Fischer, 1983.
(Gustav-Fischer-Taschenbücher)
ISBN 3-437-00384-4

Wollgrasweg 49 · D-7000 Stuttgart 70

Satz und Druck: Sulzberg-Druck GmbH, Sulzberg im Allgäu
Einband: Großbuchbinderei Clemens Maier, Leinfelden-Echterdingen
Schrift: 10/12 p Garamond
Printed in Germany

ISBN 3-437-00384-4

Vorwort

Vorrangig zwei Aufgaben habe ich mir mit der vorliegenden Broschüre gestellt: Aufzuklären über eine terra incognita namens «Stimm- und Sprechorgan» und zur Erste-Hilfe-Leistung anzuregen bei dem so weit verbreiteten und häufig vorkommenden, aber doch als ziemlich banal eingeschätzten Symptom Heiserkeit.

Es kann nicht ausbleiben, daß bei der Aufklärungsabsicht ein wenig Nachhilfeunterricht in Anatomie und Physiologie des Kehlkopfes gegeben werden muß. Medizinische Kenntnisse werden aber nicht vorausgesetzt. Die Informationen zielen auf einfache, fachunverbildete Anweisungen zur Selbsthilfe. So betrachtet liegt meinem pädagogischen Ehrgeiz – sofern ich einen solchen überhaupt habe – eine gesundheitserzieherische Tendenz zugrunde. Eben darum wird dem Leser im Text das mit einem ungewöhnlichen Vorspann versehene, bekannte Stichwort «Stimm-Jogging» begegnen. Wenn dieser Begriff in wirkliche Aktivität umschlägt, ist ein wesentlicher Teil meines Vorhabens erfüllt.

Was die Heiserkeit und ihre Behandlung betrifft, so dürfte man sich wundern, daß ich viele Worte darüber verliere. Alles scheint längst in die gesicherten Bahnen der Routine gelenkt. Aber das ist die gängige Meinung, gegen die Einspruch erhoben werden muß. Ich stelle aufgrund jahrzehntelanger Erfahrung fest, daß eingegrenzt zwischen den Stimmstörungen bei Entzündungen oder Krebserkrankung am Kehlkopf sich das auf weite Strecken immer noch brachliegende Feld der sogenannten funktionellen Heiserkeiten ausbreitet, wo sich eben keine oder erst im späteren Verlauf organische Veränderungen zeigen. Nur wenige Spezialisten (Phoniater und Logopäden) wirken – an der Überzahl der Patienten oft verzweifelnd – auf diesem vernachlässigten Acker.

Auf diese Stimm*leiden* aufmerksam zu machen und Stimmübungsbehandlungen als Mittel der Wahl anzubieten, das ist die Zielvorstellung meiner zweiten Aufgabe. Wenn es gelänge, vor allem den Berufssprechern – das ist eine lange Personenkette, die so unterschiedliche Berufe umfaßt wie Hausfrau, Verkäuferin, Telefonistin, Marktausrufer, Lehrer, Rechtsanwalt, Pfarrer, Lärmarbeiter, Manager, Politiker u. a. – begreifbar zu machen, daß *vor* dem Griff zum Gurgelwasser oder zur Lutschtablette die harte «Schweiß»arbeit an der defekten Stimmtechnik steht – wäre der erste Schritt zu einer vorbeugenden und helfenden Stimmerziehung getan.

Daß dann auch die «Stimmung» auf dem beschriebenen, scheinbar hoffnungslosen Felde nicht verdorrt, sondern im selbst erarbeiteten Stimmklang neu aufblüht, darf als sicher erwartet werden.

Auf eine Schwierigkeit, die Verfasser und Leser berührt, ist noch hinzuweisen. Es ist ein nahezu vergebliches Unterfangen, Lautübungen im nüchternen Schwarz-Weiß der Schriftsprache klanglebendig darzustellen. Darum sind viele Übungsbücher so langweilig. Man möge meinen Versuch durch Fallbeschreibungen und Beschränkung auf einfach reproduzierbare und kontrollierbare Übungen – alltäglichen Stimmanforderungen abgelauscht – das Interesse zum Nachvollziehen zu erhöhen, günstig beurteilen.

Heidelberg, Oktober 1982 Prof. Dr. med. Horst Gundermann
Hals-Nasen-Ohren-Arzt
Phoniatrie und Pädaudiologie

Inhalt

Wann, wie und ob Heiserkeit zum Behandlungsfall wird …

Herr Richard O., 42 Jahre alt, ist *seit 14 Jahren im Schuldienst.* Er unterrichtet in einer Grundschule die ersten Klassen. Seit geraumer Zeit befindet er sich – wie er es selbst ausdrückt: «wegen seines angeschlagenen Nervensystems» – in hausärztlicher Behandlung. Er leidet unter Unlust und Ermüdung. Häufig befällt ihn die Angst – zu versagen, das Pensum nicht durchstehen zu können und den Beruf aufgeben zu müssen. Vermehrt treten körperliche Mißempfindungen auf, die sich im Halsbereich lokalisieren. Er verspürt Trockenheit und Kratzen; Hüsteln und Räuspern sind die Folge. Seine Stimme – das unentbehrliche Instrument für den Lehrer – gehorcht ihm nicht mehr gewohnheitsmäßig. Schon nach wenigen Stunden hat er Mühe, den Unterricht weiterzuführen. Es ist, als ob ein Kloß in der Kehle stecke. Die Stimme wird schwach und brüchig, sie läßt sich nicht mehr steuern. Das zwingt dazu, die mündliche Unterrichtung abzubrechen, auf schriftliche Arbeiten auszuweichen.

Der *Lehrer* Richard O. sieht sich im besten Mannesalter verbraucht, nicht mehr voll einsatzfähig. Äußere Umstände verschlimmern den Zustand: eine anspruchsvolle Familie mit drei Kindern; ein aufwendiger Hausbau, der ihm schon viel Ärger eingebracht hat; wenig Verständnis bei seinen Vorgesetzten. Der Hausarzt verschreibt Stärkungs- und Beruhigungsmittel. Er überweist schließlich an einen Hals-Nasen-Ohren-Arzt, der keine organisch krankhaften Zeichen feststellen kann und

Lutschtabletten, Gurgelmittel, Inhalationen und Mikrowellendurchflutungen verordnet.

Indessen nimmt die nervöse Erschöpfung zu. Der Lehrerberuf wird nur noch als Last empfunden. In seiner Verzweiflung sucht Herr O. einen renommierten Medizinprofessor auf. Der bestätigt, daß keine groben pathologischen Veränderungen im Halsbereich festzustellen sind und empfiehlt, wegen der *Stimmschwäche* einen Phoniater (Stimmarzt) aufzusuchen. Dieser bekommt einen niedergeschlagenen, von Depressionen und Ängsten getriebenen Patienten zu Gesicht. Herr Richard O. zählt die zahlreichen, ihn peinigenden Beschwerden auf. Die Angst ist beherrschend. Sie läßt ihm kaum noch Ruhe für eine gediegene Vorbereitung des Unterrichtes. Während der Schulstunden spannt er sich übermäßig an. Kommt er heim, ist er für den Rest des Tages wie erschlagen. Vor drei Tagen, so berichtet er, hat sich die angekratzte Stimme akut verschlechtert. Beim Holzhacken durchzuckte ihn plötzlich ein schmerzhafter Stich, «so als ob etwas gerissen wäre». Danach sei die Stimme nur noch extrem leise und heiser zu gebrauchen gewesen. Dies hat sich in den darauffolgenden Tagen etwas gebessert. Aber – wie der Arzt selbst hört – die Stimme klingt angestrengt, rauh, scherbelnd. Sie bleibt auch beim Versuch zu rufen kraftlos, sie trägt nicht mehr. Die Sprechmelodie ist ohne Farbe, monoton.

Bei der stroboskopischen Untersuchung ergeben sich unregelmäßige Schwingungsfolgen, verkürzte Amplituden und eine fehlende Randkantenverschiebung. Zeichen einer **hyperfunktionellen Dysphonie.** In diesem besonderen Fall kommt hinzu, daß durch die Preßbelastung beim Holzhacken ein Bluterguß das linke Stimmband auftrieb. Die unterschiedliche Massenbelastung – das von der Blutung betroffene Stimmband ist schwerer – provoziert unregelmäßige Stimmbandschwingungen. Inwieweit der bei der Hörprobe festgestellte Hochtonverlust auf beiden Ohren sich zusätzlich negativ auf die Stimmsteuerung auswirkt, muß noch abgeklärt werden. Herr O. wird informiert, daß bei ihm keine chronisch organischen Veränderungen am Gewebe der Stimmbänder vorliegen. Seine *Heiserkeit* ist *funktioneller Art.* Eine medikamentöse Therapie kann das Stimmleiden lindern – das Mittel der Wahl ist aber eine intensiv durchgeführte *Stimmübungsbehandlung.*

Herr Ruprecht Sch. ist *Student der Theologie.* Er hat inzwischen 10 Semester studiert, wird jetzt aber schon neben karitativen Aufgaben für Predigten eingesetzt. Dabei treten – für ihn überraschend – Schwierigkeiten auf. Es gelingt ihm nach wenigen einleitenden Sätzen nur noch mit gesamtkörperlicher Angestrengtheit, die Stimme unter Kontrolle zu halten. Im Verlauf der Predigt steigert sich ein Kratzen und Brennen im Hals bis zur Unerträglichkeit. Er muß sich ständig räuspern. Es kommt zu Hustenattacken. Die Stimme bricht mitten im Redefluß ab oder kickst unvermittelt nach oben. Später bleiben diese Behinderungen auch nach Beendigung der Sprechleistung bestehen. Sprechabsicht und Stimme, Gefühl und Ausdruck gehen nicht mehr konform. Bekannte bestätigen ihm, daß die Stimme unpersönlich, belegt, verspannt klingt. Es strengt an, ihm zuzuhören. Das bange Mitgefühl, ob denn der gepreßt sprechende, mimisch und gestisch verspannte Vortragende das vorbereitete Redekonzept auch zu Ende führen könne, läßt beim Zuhörer den Inhalt des Gesprochenen nur noch bruchstückhaft ins Bewußtsein dringen. Diese existentielle Bedrohung führt den Studenten Sch. zum Arzt. Der erhebt einen unauffälligen Befund im Bereich von Nase, Rachen und Kehlkopf, rezeptiert ein Sedativum und Lutschpastillen und meint beruhigend, daß eine Entzündung nicht vorliege, möglicherweise eine stimmliche oder auch seelische Überanstrengung.

Weil er sich mit dieser Diagnose allein gelassen fühlt, wendet sich der angehende Theologe an eine bekannte Stimmpädagogin. Sie erkennt aufgrund langjähriger Erfahrung rasch die Wurzeln des Stimmübels. Um sich zu vergewissern und auch rechtlich abzusichern, schickt sie Herrn Sch. zu einem Arzt mit der Teilgebietsbezeichnung «Phoniatrie und Pädaudiologie».

Dieser diagnostiziert eine **hyperfunktionelle Dysphonie** mit ausgeprägten Verspannungserscheinungen der inneren und äußeren Kehlkopfmuskulatur. Verkrampfungstendenzen lassen sich auch bei der Körpermotorik nachweisen. Was Wunder, daß die Störung der Stimmfunktion auf die Stimme niederschlägt und depressive Verstimmungen hervorruft. Es liegen keine Symptome einer Entzündung vor, alles deutet vielmehr auf eine **Überanstrengungsheiserkeit.** Die geröteten Stimmlippen, Zeichen vermehrter Durchblutung, zeigen die Folgen eines übermäßigen, unkorrekten Stimmgebrauches. Es fällt auf, daß die Sprechmelodie eintönig ist. Im Stimmklang fehlt die «gesunde» nasale Beimischung. Die Sprechstimmlage klingt überhöht.

Alles in allem: eine wahrscheinlich durch den abnormen Verlauf der Stimmwechsel-Periode (der Student selbst hat keine Erinnerung daran) vorgeschädigte, nunmehr gefährdete Stimme und ein Stimmträger, dem auch seelisch die Luft abgeschnürt wird. Es kann nur eine therapeutische Entscheidung geben: die Verordnung von Stimmübungsbehandlungen unter Berücksichtigung der hypersensitiven psychischen Befindlichkeit.

Herr Thomas U. ist eine markant männliche Persönlichkeit. Schon bei der Erstbegegnung vermeint man, sich gegen die Einvernahme durch sein tieforgelndes Stimmorgan wehren zu müssen. Der Brustton der Überzeugung ist unüberhörbar. Aber man spürt auch, daß die überlaut eingesetzte Stimme nicht tragfähig ist. Sie ist geräuschvoll und gepreßt wie die Stimme eines Marktschreiers. Das ist schon äußerlich an den stark heraustretenden Halsadern sichtbar. Die ganze Person steht unter Überdruck. Das führt dazu, daß die Gliedmaßenbewegungen nicht fließend, sondern eckig, zackig ablaufen. Es fehlt an innerer und äußerer Gelassenheit.

Herr U. weiß natürlich, daß seine Stimme rauh, sozusagen ungehobelt klingt. Aber damit kann er leben. Und scheinbar identifiziert sich sein Imponiergehabe recht glücklich mit der Rauhigkeit des Stimmcharakters. Auch den Räusperzwang und die Hüstelgewohnheit könnte er ertragen, nimmt deswegen einfach zeitweise ein Sedativum. Was ihm jedoch echt zu schaffen macht, das ist die drohende Unfähigkeit, in seinem Beruf als *Immobilienmakler* überzeugend auf die Leute einzuwirken. Immer häufiger versagt ihm nach kurzer Ansprache die Stimme. Er bemüht sich dann, mit «geballter» Kraft stimmlich durchzuhalten, aber bald tritt neben Stimmermüdung schließlich eine allgemeine Müdigkeit. Trotz geschäftlicher Cleverness in den Gesprächen mit den Verhandlungspartnern verpuffen die Argumente, weil sie nicht «stimmig» übertragen werden können. Das Überzeugungsinstrument ist stumpf geworden. Das treibt ihn zu einem Stimmspezialisten.

Eine hno-ärztliche Behandlung ist vorausgegangen. Sie läßt vermuten, daß eine vom Patienten vernachlässigte Entzündung im Bereich der oberen Luftwege die Stimmbänder vorgeschädigt hat. Eine veränderte Sensibilität zwingt Herrn U. die Stimme anders, kräftiger zu gebrauchen. Zum Entzündungstrauma kommt so ein Überbeanspruchungstrauma hinzu, ein Zwitterbefund. Einmal besteht eine chronische Entzündung: die Stimmbandränder weisen unscharfe Konturen auf, das Gewebe ist aufgelockert, «durchsaftet», die Oberfläche gerötet, einzelne feine Blutgefäße erkennbar. Zum anderen bemerkt man bei der Untersuchung mit dem Stroboskop die charakteristischen Zeichen der Preßphonation. Im nachhinein kann man oft schlecht urteilen, ob zuerst die Entzündung oder die Mißfunktion vorlag; sicher beeinflussen sie sich gegenseitig: **phonatorisches Überanstrengungssyndrom.**

Herr U. wehrt sich gegen die Erschlaffung von Stimme und Stimmung mit doppelter Anstrengung. Dies vermehrt nur die organischen Beschwerden und läßt beruflich Versagensängste entstehen. Wenn der Patient auch erklärt, daß sein Leiden erst seit einem halben Jahr besteht, muß doch bei dem 50jährigen der Hintergrund eines jahrzehntelang falschen Stimmgebrauchs und einer konstanten Nichtbeachtung von Kehlkopfentzündungen als Ursache der Schädigung gesehen werden.

Man fährt in solchen Fällen therapeutisch doppelspurig: die Schleimhaut wird medikamentös «beruhigt» und eine konsequente Stimmübungsbehandlung schafft die Bedingungen einer körperlichen und psychischen «neuen Gelassenheit». Leider bleibt bei diesem Leistungstypus die Einsicht in den Krankheits- oder Störungszustand oberflächlich. Und ein Appell an die Willenskraft kann eben nicht die Schwierigkeiten überwinden. Es ist zu befürchten, daß hier erst ein nahezu totaler Stimmverlust die festgefahrenen Verhaltensweisen ändern hilft.

Herr Max H. kommt von selbst zum Halsspezialisten. Er will Gewißheit haben. Nach Meinung seines Hausarztes handelt es sich bei ihm um eine chronische Kehlkopfentzündung. Beide Stimmbänder sollen verdickt und gerötet sein. Er ist deswegen schon mehrmals zur Kur in Bad Reichenhall gewesen. Dort sind neben der Solebehandlung logopädische Sitzungen verordnet worden. Der Patient, Inhaber einer *Schlosserei* mit 10 Angestellten, ist beruflich außerordentlich engagiert. Nebenbei war er jahrelang als Bariton *Mitglied des Kirchenchors*. Die Stimmbeschwerden sind allerdings schon seit 10–12 Jahren nachweisbar. Auf gezieltes Befragen ist zu erfahren, daß in seinem Betrieb ein *hoher Lärmpegel* besteht. Um sich verständlich zu machen, muß überlaut gesprochen werden. Das führt zu Verspannungen. Am Ende eines Arbeitstages ist Herr H. stimmlich und körperlich unverhältnismäßig müde und abgespannt. Nach Meinung der bisher konsultierten Ärzte hätten sich bereits diskrete Veränderungen an einem Stimmband eingestellt. Man empfahl, diese Auftreibungen mikrochirurgisch abtragen zu lassen. Bei der phoniatrischen Erstvorstellung findet man einen kooperativen, motivierten Patienten, der zu allem bereit ist, wenn nur seine lästigen Stimmbeschwerden gelindert werden können. Er klagt über Speichelvermehrung, Räusperzwang, Hüsteln, Kratzen und Brennen im Kehlkopf.

Die Untersuchung bestätigt, daß das linke Stimmband stärker aufgetrieben ist. Infolge unterschiedlicher Masse schwingen die Stimmbänder ungleichmäßig gegeneinander. Sie werden mit übermäßigem Druck (hyperfunktionell) zusammengeführt. Wir haben hier eine **Lärmheiserkeit** vor uns. Wir finden sie nicht selten bei Arbeitern in Lärmbetrieben, wo man sich mit verstärkter Stimmkraft und unter Zuhilfenahme von Gesten verständlich machen muß. Bei der Erhebung des Stimmstatus, der die einzelnen Leistungen der Stimme festhält, fällt das Unvermögen auf, einen Schwellton zu erzeugen und bruchlos durchzuhalten. Der Stimmschall ist nach hinten verlagert, die Tonhaltedauer verkürzt, der Stimmeinsatz hart. Herr H., der seine Tätigkeit im Kirchenchor wieder aufnehmen möchte, ist sofort bereit, sich logopädisch behandeln zu lassen.

Der dreißigjährige Torsten K. geht nach dem Realschulabschluß in den *Justizdienst*. Er sitzt mit zwei Kollegen in einem Zimmer, sichtet und ordnet Akten und bekommt auch schon Aufträge mit Eigenverantwortlichkeit. Gleichmaß bestimmt das private Leben. Er bleibt im Elternhaus. Eine Freundin hat er nicht. Außer gelegentlichen Kinobesuchen kennt er keine vergnüglichen Verführungen. Eines Tages wird er in den Gerichtssaal beordert. Während einer laufenden Verhandlung soll er aus einem Schriftstück, das er bearbeitet hat, einen erläuternden Passus zum prozessualen Vorgehen vorlesen. Kein ungewöhnlicher Vorgang. Für Torsten K. hat der Tag wie üblich mit der Aktenarbeit begonnen. Er tritt in den Saal, wird zum Richter geleitet, sieht für Sekunden den voll besetzten Zuschauerraum und beginnt wie zögernd die gewünschte Stelle zu zitieren. Die Stimme klingt sofort gequetscht und sehr leise. Mit fortschreitendem Lesen macht sich das Pressen immer aufdringlicher und unangenehmer bemerkbar. Die äußeren Halsadern schwellen an. Der Gesichtsausdruck wird maskenhaft starr. Am Ende ist die Rede kaum noch verständlich. Die Lebhaftigkeit der Sprechmelodie ist einer quäkenden Monotonie gewichen. Ein merkwürdiger meckernder Stimmton zerrt die unter Druck ausgesprochenen Vokale auseinander. Es klingt wie Stottern, bei dem in zähem Takt die Silben zerhackt werden. Kein Wunder, daß man bei dieser Art von Stimmstörung von **Stimmstottern** spricht. Der Fachmann nennt es **spastische Dysphonie.** Es stellt die extreme Form der hyperfunktionellen Dysphonie dar. Torsten K. muß seinen Vortrag abbrechen. Mit hochrotem Kopf verläßt er den Saal.

So beginnt eine lange Stimm-Leidensgeschichte. Die Silben zerhackende, Vokale verzerrende, krampfhafte Sprechweise hält an. Es macht wenig aus, ob Torsten K. ausgeruht ist oder übermüdet: sobald er den Mund öffnet, schließt sich der Kehlkopf und läßt die Sprachlaute nur noch stoßweise passieren. Der konsultierte HNO-Arzt kann keine groben pathologischen Veränderungen feststellen. Er spricht vom sphinkterförmigen Verschluß der Stimmritze und erklärt das so: Bei den ursprünglichen Lebewesen war der Eingang zur Luftröhre und damit zu den Lungen durch einen ringförmigen Muskel (Sphinkter) versperrt, um das Eindringen von Fremdkörpern zu verhindern. Im Verlauf der Evolution mit zunehmender Kompliziertheit des knorpeligen Kehlkopfgerüsts und dessen muskulären und bandförmigen Verstrebungen, vor allem durch den Einsatz dieses Organs als Sprachträger, hat die primitive Verschlußfunktion ihre Bedeutung verloren. Sie ist nur noch eine Notfallbremse, die angezogen wird, wenn ein Bissen in die «falsche Kehle» gerät. Bei Torsten K. behindert dieser Ringverschluß das freie Schwingen der Stimmfalten. Es ist, als ob der Körper unvermittelt und unmotiviert ein frühes Gedächtnis wiedergefunden hat. Es kommt zum gewaltsamen Gegeneinanderpressen. Der Atemstrom wird gestoppt, die Tonerzeugung stoßweise unterbrochen.

Der Stimmpatient sucht andere Ärzte auf. Jeder hört und sieht das Phänomen, keiner vermag etwas über die zugrunde liegende Ursache auszusagen. Inzwischen sind 1 1/2 Jahre vergangen. Der Patient befindet sich in logopädischer Behandlung.

Ein Psychologe führt Gespräche mit ihm. Bei nüchterner Beurteilung hat sich an der Stakkato-Stimme nichts gebessert. Der Gleichmut des Patienten ist gestärkt worden.

Ob das Leiden persönlichkeitsbedingt oder situationsausgelöst ist, bzw. beide Voraussetzungen die Entstehung vermittelt haben – darüber besteht immer noch keine einhellige Meinung. Und ähnlich sieht es in der Literatur in der Frage der Behandlung aus; die einen rufen nach der Psychoanalyse, die andern halten ein intensives Phonations- und Artikulationstraining für optimal. Aber es gibt wohl kaum einen Zweifel darüber, daß diese Stimmkrankheit in die Hände professioneller Behandler gehört, die sich schwer genug damit tun. Im Grundsatz gelten die bewährten Therapeutenregeln: Keine verzettelten Behandlungen. Die Gewichte zwischen psychischer Betreuung und Übungstherapie gleichmäßig verteilen. Das maßgeschneiderte Behandlungskonzept hat Vorrang vor konfektionierten Methoden. Zurückhaltend bleiben mit Pillen und Tropfen, *das wirksamste Medikament ist der Therapeut.*

Herr Rainer T. war früher Stahlbauschlosser, er hat als Spätberufener Theologie studiert und dient jetzt als *Pfarrer* in einer großen katholischen Gemeinde. In der letzten Zeit ist er bis zur Erschöpfung mit seelsorglichen Aufgaben betreut. Neben der schulischen religiösen Unterweisung muß er sich um Renovier- und Bauarbeiten an der Kirche kümmern. Er hat Pfarrvertretungen übernehmen müssen. Anfangs gab es wohl auch Querelen mit der Gemeinde. Wegen unklarer Halsbeschwerden wurden ihm die Mandeln herausgenommen. Um die Luftdurchgängigkeit der Nase zu verbessern, ist die verkrümmte Nasenscheidewand operativ gerichtet worden. Eine Vielzahl von Beschwerden lassen ihn weiterhin in HNO-ärztlicher Kontrolle stehen: Sekretvermehrung im Bereich der oberen Luftwege, Kloßgefühl im Hals, Verstopfung der Nase. Einmal wurde schon eine logopädische Behandlung eingeleitet, als ein Arzt eine funktionelle «nervöse» Störung im Kehlkopf vermutet hatte. Weil dieser Behandlungsversuch nach Ansicht von Pfarrer T. ohne Ergebnis blieb, suchte er einen Lungenfacharzt auf, der eine Lungenfunktionsprüfung vornahm, – anschließend einen Röntgenarzt, der die Nasennebenhöhlen kontrollierte. Alle Untersuchungen ergaben keinen greifbaren Befund.

Der Zufall führte Pfarrer T. zu einem Arzt, der sich für phoniatrische Fälle interessiert. Diesem fällt sofort die kraftlose, verhauchte, belegte, in Höhe und Lautstärke unsicher schwankende Stimme auf. Er führt eine Stroboskopie durch, die eine Unterfunktion aufdeckt. Die Stimmfalten werden schlaff und ungleichmäßig bewegt. Dort, wo sie bei der Tonbildung schließen sollen, bleibt ein Spalt offen, der den Stimmton mit Nebenluft behaftet, d.h. undicht macht. Die Diagnose lautet: **hypofunktionelle Dysphonie,** Heiserkeit aufgrund von Unterspannung. Die «Kraftlosigkeit» ist mit Sicherheit die sekundäre Folge einer jahrelang übermäßig strapazierten Stimme.

Es ist nicht einfach, den Pfarrer von der Notwendigkeit einer zeitaufwendigen Funktionsbehandlung zu überzeugen. In diesem Punkt ist er ein Glaubenskind des naturwissenschaftlichen Zeitalters: Organbeschwerden heilt man in der Regel mit Pharmazeutik und Medizintechnik. Er verkennt den Zusammenhang von Verspannungen am Stimmorgan mit Überanstrengung im Beruf. Er übersieht, daß Stimme und Stimmung mehr als die Wortverwandtschaft gemeinsam haben. Ein Kenner der Bibel, tut er sich doch schwer mit der Einsicht in den eigenen Teufelskreis von *kränkelnder Stimme* und *krankhafter Stimmung*. So bleibt es schwierig, den Patienten zu motivieren. Es muß ihm eindringlich klargemacht werden, daß nur bei echtem Engagement und aktiver Mitarbeit eine Stimmübungsbehandlung ihren Sinn erhält. Eine Haltung, die er vorbehaltlos im Beruf anerkennt.

Herr Dr. M. ist ein erfolgreicher *Unternehmensberater*. Man sagt ihm einen zielgerichteten, aber biegsamen Verhandlungsstil nach. Was ihn bedrückt, als er die ärztliche Sprechstunde aufsucht, sind nicht berufliche Sorgen, – jedenfalls noch nicht. Er hat bemerkt, daß in der letzten Zeit in Sitzungen und Diskussionsrunden und bei Gesprächen mit führenden Männern der Wirtschaft die ihm nachgesagte Überzeugungskraft nachläßt. Das liegt bestimmt nicht am mangelnden Engagement. Auch fühlt er sich körperlich gesund, unterwirft sich freiwillig einem Fitnesstraining. Was ihn quält, ist die spürbare Unfähigkeit, seine Stimme bei den Geschäftsbesprechungen mit überlegendem Kalkül einzusetzen. Früher beherrschte er alle Zwischentöne verbaler Kommunikationstechnik. Wie ein für den jeweiligen Zweck auswechselbarer Meißel wurde die Stimme an der zu formenden Meinungsplastik des Diskussionspartners angesetzt: scharf, stumpf, schartig, zart ziselierend. Diese feineren oder gröberen Lautschattierungen, die das außersprachliche Gebaren von Gestik und Mimik unterstützen, gelingen ihm jetzt nur noch unvollkommen. Die Stimme hat keinen Schwung, «rutscht» ihm aus, packt den Partner nicht. Bei wichtigen Diskussionen verpufft sein wörtlicher Zugriff spannungslos. Dies beunruhigt ihn tief. Erstmals in seinem Leben beginnt er, sich mit dem uns allen allzu selbstverständlichem Phänomen Stimme zu beschäftigen. Er sucht Eingang in Schauspielerkreise, weil er meint, hier könne eine Stimmausbildung vermittelt werden.

Man nennt ihm einen Stimmarzt. Dieser stellt fest, daß keine groben organischen Veränderungen vorliegen, daß die Stimmlippen überanstrengt aussehen, daß die Haargefäße an den Stimmbändern prall aufgefüllt – injiziert – sind. An einigen Stellen verdichten sie sich zu winzigen Krampfadergeflechten. Die Gefäßveränderungen wirken sich selbstverständlich auf die Schwingungsfähigkeit aus. Die grobe Beweglichkeit ist davon zunächst nicht beeinträchtigt. Die Stimmbänder können geschlossen und geöffnet werden. Aber im oberen und mittleren Tonbereich ist die Schlußphase unvollständig. Im ganzen verläuft die Stimmbandaktion unelastisch und steif, wie es dem

Lebensalter dieses Patienten von 36 Jahren nicht angemessen ist.

Diese Form der Stimmschwäche wird als **hypofunktionelle Dysphonie** bezeichnet – eine verhauchte Form von Heiserkeit, ursprünglich entstanden aus einer Überspannung, die am Ende in eine Minderspannung übergeht. Auffällig ist die überhöhte Sprechstimmlage und eine in den Mundrachen verlagerte, gutturale Sprechweise. Hier ist also vieles gestört. Nicht zuletzt potenziert von einer starren, autoritativ betonten Grundhaltung. Gerade bei diesem Patienten wird der enge Zusammenhang von Stimme und Stimmung deutlich. Sicher keine leichte Aufgabe für einen Logopäden, der die Stimmübungsbehandlung übernimmt.

Frau Anna Sch., die sich auch nach Überschreiten des 60. Lebensjahres immer wohlgefühlt hat, bemerkt in der letzten Zeit, daß ihre Stimme belegt ist. Sie muß sich häufig räuspern. «Da muß doch Schleim im Hals sitzen», sagt sie zu ihrem Hausarzt. Sie ist besorgt. Auch dem behandelnden Arzt ist die Heiserkeit nicht entgangen. Nach mehreren Wochen vergeblichen Bemühens um Linderung mittels Stimmruhe, Lutschtabletten, Inhalationen wird Frau Sch. an einen HNO-Arzt überwiesen. Dieser vermerkt, daß die Stimmfalten etwas gerötet sind und nicht dicht schließen. Im Bestreben, sie zusammenzubringen, kommt es zu krampfartigen Bewegungsfolgen. Als Frau Sch. mitgeteilt wird, daß keine Krebserkrankung vorliegt, was sie sichtlich beruhigt, stellt sie die Frage nach der Ursache ihrer Heiserkeit. Der Arzt erklärt ihr: «Ich gehe davon aus, daß Sie über Jahre hinweg mit zu großer Anstrengung gesprochen haben. Sie müssen sehr laut und technisch nicht geschult gesprochen haben. Anfangs haben Sie das verkraftet, das Gewebe war elastisch genug, sich anzupassen. Aber mit zunehmendem Alter lassen die Spannkräfte nach, so auch bei den feineren Muskeln und Bändern des Kehlkopfes. Als das Muskelspiel schlaffer wurde, haben Sie mit vermehrter Anstrengung die Stimmkraft aufrechterhalten können. Am Ende konnte aber auch der stärkste Willensimpuls den Verschluß der Stimmritze nicht mehr erzwingen. Die Töne wurden undicht, die Stimme belegt, schließlich heiser. Wir bezeichnen das Schlaffwerden der Stimmbänder nach habituell vorausgegangenem übermäßigen Stimmgebrauch als **sekundäre hypofunktionelle Dysphonie.** Sekundär deshalb, weil die Stimmschwäche als Folge langandauernden Stimmißbrauchs eingetreten ist. Es gibt nämlich auch eine primäre Stimmschwäche, konstitutionell gegeben bei asthenischen, sehr schlanken Menschen».

Frau Sch., die den Ausführungen des Arztes aufmerksam zugehört hat, will wissen: «Ja, aber wie komme *ich* denn dazu?!» – «Haben Sie einen Sprechberuf? Müssen Sie viel sprechen?» fragt der Arzt zurück. «Nein», entgegnet Frau Anna Sch., «ich bin bis auf eine kurze Zeit vor meiner Ehe immer Hausfrau gewesen. Aber sicher habe ich immer viel und gern gesprochen». – «Haben Sie Kinder?» – «Ja, zwei – aber die sind längst aus dem Haus». – «Was macht Ihr Mann? Arbeitet er noch?» – «Nein, nein, er ist in Rente, schon ziemlich lange. Er war Einrichter in einer Textilfabrik. Der Maschinenlärm hat seine Ohren ruiniert. Er konnte immer weniger hören. Am Anfang nur das Telefon und die Klingel nicht, dann mußten wir immer das Fernsehen lauter stellen. Schließlich hatten wir alle Mühe, uns mit ihm zu verständigen. Mit zunehmendem Alter wurde es immer schlimmer». – «Da haben wir ja die Ursache Ihrer Heiserkeit!» versetzt der Arzt, «Sie mußten sehr laut sprechen, damit Ihr Mann Sie verstehen konnte. Außerdem haben Sie selbst eingestanden, daß Sie sehr viel und gern gesprochen haben. Mir ist schon bei Ihrem Eintritt in das Sprechzimmer aufgefallen, daß Sie Ihre Stimme viel lauter als im üblichen Konversationston gebrauchen. Haben Sie übrigens bemerkt, daß Ihre Stimmlage überhöht ist?» Frau Anna Sch., die das Schlimmste hinsichtlich ihrer Heiserkeit befürchtet hat, ist einerseits beruhigt, andererseits von neuer Unruhe erfüllt: «Was kann ich aber nun dagegen machen, Herr Doktor, ich kann doch meinen Mann nicht abschaffen!»

Wie antworten Fachleute der Stimm- und Sprachheilkunde darauf? – Die *sekundäre Stimmschwäche* ist nicht leicht zu behandeln. Zunächst muß man versuchen, die exogenen Faktoren abzubauen. Natürlich kann man im vorliegenden Fall das Dasein des Ehemannes nicht ignorieren. Der Arzt wird aber nachprüfen, ob bereits alles getan wurde, um sein eingeschränktes Gehör durch technische Hörhilfen aufzubessern. Trägt der Schwerhörige einen Hörapparat? Ist die Verstärkerleistung optimal? Sitzt das Ohrpaßstück fest im Gehörgang? Lassen sich zusätzlich hörverstärkende Apparaturen verwenden? Noch schwieriger ist die Hilfestellung bei der Ehefrau. Gegen die sekundäre Stimmschwäche, zudem in höheren Lebensjahren, ist das Kraut nicht üppig gewachsen. Zumal befinden wir uns in einem Behandlungsdilemma: Versucht man den schlaffen Stimmbandschluß durch «Spannübungen» zu verstärken, läuft man Gefahr, die ohnehin überzogene Grundspannung noch zu erhöhen. Umgekehrt: bemüht man sich, die zugrunde liegenden Verspannungen abzubauen, wird der Verschlußmechanismus zu wenig gefordert, d.h. die Stimme bleibt undicht, verhaucht, heiser. Ratsam ist auf jeden Fall mit der Lautstärke zurückzugehen und die Stimmhöhe zu senken. Die Therapie muß unbedingt logopädisch eingeleitet werden. Erst zu einem späteren Zeitpunkt können Stimmtraining und -kontrolle in Eigenregie übernommen werden.

Frau Ursula K., 41 Jahre alt, *Erzieherin,* leitet in einer katholischen Kirchengemeinde seit 20 Jahren den Kindergarten. In der letzten Zeit fällt es ihr schwerer, die Berufspflichten durchzustehen. Sie hat schon häufig Hals-Nasen-Ohren-Ärzte aufgesucht, weil sie der Meinung ist, daß ihre Stimmbeschwerden Entzündungsursachen haben. Rachen- und Kehlkopfkatarrhe haben die Stimme geschwächt, so daß es ihr nur noch mit Mühe gelingt, sich im Lärmpegel eines Kindergartens zu behaupten.

Es bereitet ihr Kummer, daß es durch dieses Handicap für sie immer schwieriger wird, die Aufmerksamkeit der Kinder zu erlangen. Sie befürchtet, ihrer erzieherischen Aufgabe nicht mehr gerecht zu werden. Halspinselungen, Lutschtabletten, Inhalationen und Mikrowellen erbringen keine Besserung. Die Stimmschwäche verschlimmert sich zum *Stimmleiden.* Es kommt zum häufigen Arztwechsel. Ein Phoniater stellt schließlich klar, daß in ihrem Fall entzündungshemmende Arzneimittel, wie man sie durchaus erfolgreich bei einer «Erkältungsheiserkeit» anwendet, bei der hier vorliegenden *«Berufsheiserkeit»* wenig Nutzen bringen. Eine Stimmübungsbehandlung wird angesetzt. Ein Stimmtherapeut, über dessen Qualifikation keine näheren Angaben vorliegen, führt die Funktionsbehandlung zweimal wöchentlich halbstundenweise durch – ohne Erfolg. Die seelische Verstimmung nimmt zu. Auf Anraten einer mit den gleichen Störungszeichen behafteten Kollegin wird eine phoniatrisch-logopädische Rehabilitationseinrichtung aufgesucht. Hier stellt man fest, daß am rechten Stimmband organische Veränderungen erkennbar sind: an umschriebener Stelle eine flache, breitbasig aufsitzende Gewebsverdickung, eine Art Polster oder Schwiele, ein **Stimmbandknötchen.** Das wiederum erzeugt unregelmäßige Schwingungsformen, – hörbar als Heiserkeit, spürbar als Funktionsschwäche. Bemerkenswert noch, daß Frau K. seit langem ein Kontrazeptivum einnimmt. Es wird eine «entspannende» Stimmübungsbehandlung empfohlen. Diese soll intensiv, d.h. täglich für die Dauer von 3–4 Wochen bei vollständiger Arbeitsruhe erfolgen. Erst danach wird zu entscheiden sein, ob ein chirurgisches Vorgehen, d.h. die Entfernung des überschüssigen Gewebes am Stimmband angezeigt ist.

Die *Hausfrau* Therese M. hat 3 Kinder im Alter von 7, 10 und 12 Jahren. Sie hatte zunächst wegen «chronischer» Heiserkeit ihren Hausarzt aufgesucht, der eine Überweisung an den HNO-Fachkollegen veranlaßte. Wegen entzündeter Stimmbänder werden Inhalationen verschrieben. Frau M. verspürt keine Schmerzen, aber schon am frühen Nachmittag ist sie nicht mehr fähig, ihre Stimme voll zu gebrauchen. Die Stimme klingt dann müde, kraftlos, geht unvermittelt in eine höhere Tonlage über oder bleibt auch ganz weg. Am Anfang hat sie diese Stimmveränderungen einfach ignoriert. Es tut schließlich nicht weh. Und als Mutter von mehreren Kindern ist man ständig gefordert, muß sich lautstark in einer turbulenten Lärmkulisse behaupten. Die Stimme wird dann schon einmal in die Höhe getrieben und zu hart eingesetzt. Jetzt nach jahrelangem unkontrollierten Mißbrauch ist die Stimme ramponiert, das fällt auch der Umgebung auf. Der Ehemann dringt auf eine gründliche Halsuntersuchung bei einem Spezialisten.

Der Befund besagt Stimmlippen aufgelockert, gerötet, **Stimmbandknötchen** *beidseitig*. Es handelt sich um «feste» Knötchen. Die «Schwielenbildung» läßt sich (neben anderen Ursachen) dadurch erklären, daß immer wieder an einer bestimmten Stelle des Gewebes die Schwingmechanik die Stimmfalten besonders fest aneinander preßt. Die organischen Veränderungen lassen sich auf funktionelles Fehlverhalten zurückführen.

Bei der Hausfrau M. ist auch die Atmung inkorrekt, sog. Hochatmung. Die Fähigkeit, einen Ton auszuhalten, ist verkürzt. Es gelingt ihr nur 7 sec. lang ein /o/ zu phonieren, während man in der Regel 20″–30″ erwartet. Ins Auge fallen Verspannungen der äußeren Halsmuskulatur. Überhaupt ist die Körperhaltung verkrampft.

Bei der Hausfrau liegt eine Heiserkeit vor, deren Ursache in der ständig überhöht und verspannt gebrauchten Stimme zu suchen ist. Dies hat im Verlauf der Jahre zu einer Verhärtung der Stimmlippenränder geführt. Die Knötchenbildung verhindert den vollständigen Stimmbandschluß, Nebenluft streicht durch den Stimmspalt. Das Resultat ist eine «verhauchte» Form von Heiserkeit. Frau M. schafft es nicht mehr zu rufen, weil die Stimme bei stärkerer Belastung überkippt. Allmähliches Anschwellen und Abschwellen von Klängen gelingt nicht. Der

Stimmumfang ist eingeschränkt. Eine Stimmübungsbehandlung läßt sich wegen der Einspannung in Familie und Häuslichkeit vorerst nicht durchführen. Die Prognose ist nicht günstig.

Die junge Krankengymnastin Anke P. ist früher als *Erzieherin* in einem Kindergarten beschäftigt gewesen. Schon nach 4 Jahren mußte sie in einen anderen Beruf umgesetzt werden, weil es ihr nicht mehr möglich war, die Belastungen eines Sprechberufes durchzustehen. Sie berichtet, daß sie schon nach dem 2. Berufsjahr nicht mehr imstande war, mit den Kindern zu singen und sich in der lauten Unruhe der Kindergemeinschaft stimmlich nur mühsam behaupten konnte. Nach Dienstschluß tat ihr die Kehle weh. Das zwang sie zum Schweigen und trug ihr den Ruf eines wortkargen, ungeselligen Menschen ein. Nach 4 Jahren muß sie schließlich den Beruf wechseln.

Man hat anfangs geglaubt, – die Patientin war selbst davon überzeugt, – daß es sich um «Erkältungen» handelt. Entsprechende Medikamente wurden eingenommen. Aber die Beschwerden ließen nicht nach. Auch nach der Umschulung zur Krankengymnastin klingen die Stimmstörungen nicht ab. Nur muß sich Frau P. nicht so stimmintensiv mit ihren Patienten auseinandersetzen wie früher im Kindergarten. Der Arzt, den sie wegen Schmerzen im Kehlkopf aufgesucht hat, findet, was bereits der Umschulungsgrund war, **beidseits Stimmbandknötchen,** feste Knötchen, die es nicht erlauben, die Stimmritze ausreichend zu schließen, so daß die Töne verhaucht, undicht klingen. Die längst fällige Stimmübungsbehandlung soll eingeleitet werden.

Herr Michael N. wird als *Musikpädagoge* ausgebildet. Er hat bisher 6 Semester absolviert. Auf eigene Initiative studiert er noch Gesang. Beim Gebrauch der *Singstimme* stellen sich Beschwerden ein. Die Stimme kommt nicht nach vorn. Die Töne werden, wie er sich ausdrückt, nicht «schlank» genug dargestellt. Die Stimmqualität ist mangelhaft. Er möchte Gewißheit haben, ob ein organisch bedingter entzündlicher Befund vorliegt oder ob seine Stimmtechnik falsch ist.

Bei der stroboskopischen Beobachtung der Schwingungsbewegungen fällt auf, daß die Stimmlippen stärker injiziert (gerötet) sind. An den Rändern perlen Sekrettröpfchen. Andere Symptome sind: Räusperzwang, stechender Schmerz am Kehlkopf, Druckgefühl im Hals. Bereits im Sitzen fällt der starre, nahezu unbewegliche Oberkörper des Musikstudenten auf. Es ist, als ob er gar nicht atmen würde. Die Verkrampfung erstreckt sich auch auf den Hals, der merkwürdig angeschwollen wirkt. Der Stimmeinsatz ist hart. Der Stimmklang unsauber. Es mangelt in der Sprechstimme an melodischem Glanz. Diagnose: **Dysodie** *(Singstimmschwäche)*.

Man muß dem angehenden Musikpädagogen klarmachen, daß nicht eine medizinische Behandlung angezeigt ist, sondern die Erarbeitung einer Stimmtechnik, die seinen anatomischen und physiologischen Gegebenheiten angemessen ist. Dies ist die Aufgabe eines fähigen Gesangspädagogen. Ein Phoniater (Stimmarzt) muß hinzugezogen werden, um regelmäßig Kontrolluntersuchungen vorzunehmen.

Eine elegante ältere Dame kommt mit ihrem Ehemann flüsternd in die ärztliche Sprechstunde. Sie spricht hastig und zieht die Luft beim Atemholen hörbar ein. Temperamentvoll schildert sie, wie sie zu ihrer **Flüsterstimme** gekommen ist. Sie wäre immer eine lebhafte Sprecherin gewesen, bei Empfängen und Parties nicht selten tonangebender Mittelpunkt. Sie wendet sich ihrem Mann zu, der – soigniert, grauhaarig – das bestätigen muß. In der letzten Zeit hätte die Stimme einen rauheren Beiklang bekommen. Anfangs hat sie nicht darauf geachtet. Sie wurde besorgt, als Freunde und Bekannte sie daraufhin ansprachen. Ein konsultierter HNO-Arzt stellte *Stimmbandödeme* fest und empfahl die Abtragung. Jetzt steigerte sich die angstvolle Unruhe. Die Patientin war informiert genug, um zu argwöhnen, daß sich hinter der heiseren Stimmschwäche, die sich an Tagen bis zur Stimmlosigkeit steigerte, etwas Böses verbergen könnte.

An einer Universitätsklinik wurde der Befund bestätigt. Man meinte, daß die ödematösen Randwülste an den Stimmlippen wohl gutartiger Natur wären, ein endgültiges Urteil könnte allerdings allein die feingewebliche (histologische) Untersuchung fällen. Dazu wäre ein invasiver Eingriff, d.h. die Abtragung des überschießenden Gewebes notwendig.

Die Beunruhigung war damit perfekt, zudem sich die Ratschläge befragter Freunde im üblichen Meinungs-Hin-und-Her bewegten. Die ältere Dame hatte große Angst. Aber sie wollte auch nicht das gesellschaftliche Renomee, das sie sich durch den Charme ihrer Konversation erworben hatte, verlieren. Darum ging sie auf die Operation ein, die dank moderner Narkose- und chirurgischer Mikrotechnik glatt verlief. Dies auch im Hinblick auf die Kontur der Stimmbänder, deren Überhang ohne Reste abgeschält werden konnte (Dekortikation).

Nur war gleich danach die Stimme nicht mehr rauh heiser, sondern flüsternd belegt und kraftlos. Man konnte sie kaum noch verstehen. Die Ärzte versicherten, daß keine Lähmung vorliege, lediglich schlössen die Stimmbänder nicht. Man hatte auch das Wort dafür: *Schonhaltung*. Unglücklicherweise gab aber die Patientin die «reservierte» Stimmritzenhaltung auch in den nächsten Tagen und Wochen nicht auf.

Als sie als letzte Anlaufstelle ihrer Von-Arzt-zu-Arzt-Wanderung in das Sprechzimmer eines Phoniaters trat, wußte er bereits die Diagnose: **Funktionelle (psychogene) Aphonie.** Früher hat man den heute als verunglimpfend angesehenen Ausdruck hysterische Aphonie gebraucht. Wie richtig oder falsch solche für ein Einteilungsschema erforderlichen Benennungen auch immer sein mögen, auf jeden Fall gehört das Störungsbild in den psychosomatischen Formenkreis. Einfach gesagt, Körper und Seele haben ihren Teil dazu beigetragen, daß sich die Störung entwickelt hat. Jahrelang wurde ohne jede sprechtechnische Rücksichtnahme mit «ausgebeutelten» Stimmfalten gesprochen. Das nervale Rückmeldesystem, das die Zentrale, d.h. die oberste Empfangs- und Schaltstelle für die körperlichen Empfindungen ständig über unsere Haltungs- und Bewegungsvorgänge informiert, war auf den pathologischen Zustand automatisiert. Nach der operativen Begradigung der Stimmfalten ergab sich ein ganz anderes, neues Muskelgefühl. Sprechabsicht und Stimmverwirklichung paßten nicht mehr zueinander. Und je mehr sich die Patientin anstrengte, die sich nicht mehr berührenden Stimmfalten zusammenzubringen, um so mehr schnürte ihr die Angst vor weiterem Stimmversagen die Luft ab. Die Sperre war komplett. Atmung und Stimmgebung «sprachen» nicht mehr miteinander. Als Ausweg aus diesem stimmlichen Dilemma bot sich das Flüstern an. Daß Tabletten, Inhalationen und Gurgelmittel zwecklos waren, wußte die Patientin längst, aber sie war nicht damit einverstanden, wenn man ihr erklärte, daß ihr psychischer Habitus seinen Teil an der Stimmentartung beigetragen habe. Ich gebe mir doch alle Mühe, sagte sie immer wieder.

So wird eine Behandlung nicht einfach sein. Die überspannte Motivation der älteren Dame ist ein Hindernis. Ein Leben lang gewohnt, sich aktiv in die sie angehenden Umstände einzuschalten, soll sie sich nun zurückhaltend und gelassen verhalten – die Richtworte für das ihr empfohlene Stimmübungsprogramm.

Der behandelnde Phoniater hat ihr mit erstaunlicher Sicherheit versprochen: Sie werden ihre Stimme wiedererlangen – aber auch hinzugesetzt: Aber ich weiß ebenso wenig wie Sie wann – es kann schon morgen sein, aber auch erst in Monaten!

Er spricht aus Erfahrung. Diese Art von Flüsterstimme hat eine günstige Prognose. So unerwartet wie weggeblieben ist die vermißte Stimme wieder da. Meist bekommen wir gar nicht heraus, warum die «Melodie» verloren ging. Tiefenanalyse hilft wenig. Der Therapeut muß den Patienten *überzeugend* «in den Griff bekommen». Das gelingt am besten mit einer *gesprächsorientierten Stimmübungsbehandlung.*

Susanne A., 18 Jahre alt, *Arzthelferin* von Beruf, hat bisher keine größeren Probleme gehabt. Am vergangenen Montag verbringt sie einen ausnehmend anstrengenden Tag in der Praxis. Zudem gibt es bösen Ärger, weil sie eine vom Arzt aufgetragene Bestellung nicht korrekt ausführte. Der Abend verläuft ohne Störung. Sie geht zeitig schlafen. Am anderen Morgen, als sie die Mutter zum Frühstück herunterruft, kann sie plötzlich nicht mehr laut antworten. Nur mit größter Anstrengung kommt ein heiseres Flüstern heraus. «Du hast das Fenster offen gehabt und dich erkältet», folgert die Mutter. Susanne geht zur Arbeitsstelle, muß aber gegen Mittag ihre Tätigkeit unterbrechen, weil sie sich kaum noch verständlich machen kann. Ein Hals-Nasen-Ohren-Arzt, der den Kehlkopf spiegelt, kommt zum Ergebnis: die Stimmlippen schließen nicht. Für eine Laryngitis findet er keinen Anhalt, spricht von einer funktionellen Störung und trägt in die Diagnose-Rubrik der Ambulanzkarte ein: *(psychogene)* **Aphonie.**

Susanne A. wird arbeitsunfähig geschrieben und zu einer Logopädin geschickt. Diese forscht nach der Vorgeschichte und beleuchtet gründlich die Vorgänge beim Eintritt der Störung. Die Antworten bleiben unbefriedigend. Es liegt kein langzehrender seelischer Konflikt vor, es gibt nicht Streit in der Familie oder mit dem Freund. Einen Zipfel zur Befriedigung des Kausalitätsbedürfnisses bietet die Streßsituation in der Praxis mit dem Zornausbruch des Arztes an. Wenig genug bei dem schockierenden Stimmverlust.

In der Folge geht Susanne A. täglich drei Wochen lang zur logopädischen Behandlung. Sie scheint sich rasch an die Flüsterstimme gewöhnt zu haben. Es gelingt ihr mit einem Rest von Stimme, die täglichen Kommunikationsabläufe und -pflichten aufrechtzuerhalten. Der Arzt stellt bei einer Kontrolluntersuchung fest: die Stimmbänder schließen noch nicht. Susanne A. geht wieder zur Arbeit. Es ist bemerkenswert, wie scheinbar ohne tiefere Betroffenheit das Stimmdefizit verkraftet wird. Eine neurotische Fehlentwicklung oder -haltung ist nicht erkennbar. Über diesen im wesentlichen gleichbleibenden Zustand vergehen 8 Wochen. Susanne A. besucht nur noch einmal wöchentlich die Logopädin. Übungen und Gespräche bilden den Inhalt der therapeutischen Sitzungen. An einem Morgen – unvermittelt wie es begonnen hat – klingt die Stimme wieder klar. Am Vortag hat der Doktor noch erklärt, daß sich keine Besserung zeige. Und auf einmal ist es so, als habe es nie eine Stimmstörung gegeben. Susanne A. ist selbst überrascht.

Zu vervollständigen ist, daß die Patientin noch einige Male in den folgenden Jahren von einem akuten Stimmverlust betroffen wird. Und jedesmal sucht man ebenso vergeblich nach einer plausiblen Erklärung dafür. Diese Aphonien, von denen man annimmt, daß sie psychogen, d.h. durch psychische Ursachen entstehen bzw. ausgelöst werden und die eigentlich nicht völlig aphon, also tonlos, sondern als verhauchte Flüsterstimmen auftreten, sind nicht so selten. Sie heben sich von der Gruppe der Stimmstörungen durch ihr überraschendes Auftreten ab. Meist läßt sich zur Ursache und Person wenig erfahren. Am ehesten geben diese Patienten an, zum Zeitpunkt des «Stimmschlages» unter ungewöhnlich belastendem Zeit- und Arbeitsdruck gestanden zu haben. Es hat den Anschein, daß Frauen vermehrt daran leiden. Es gibt einen Häufigkeitsgipfel im jugendlichen Alter, einen späteren um die Wende der 50er Jahre. Selbsthilfe ist wenig ergiebig. Der Betroffene steht dem ungewöhnlichen Phänomen ziemlich hilflos gegenüber und verlangt nach dem therapeutischen Gespräch. Auch Medikamente versagen, können nur beruhigen. Erstaunlich ist, daß auch nach mehrmaligen Phasen von Stimmlosigkeit eine neurotisierende Panikstimmung ausbleibt. Nicht wenige Patienten tragen einen bemerkenswerten Gleichmut der Störung gegenüber zur Schau.

Michael G. ist ein aufgeweckter, lebhafter Knabe von 4 1/2 Jahren. Er besucht den Kindergarten und ist dort schon nach kurzer Zeit ein unbestrittener Wortführer. Man hört seinen hellen Knabensopran trompetenhaft aus dem Chor der anderen

Kinder heraus. Wo etwas los ist, ist er dabei. Ordnet, teilt ein, mischt sich in Streit ein, verschafft sich Respekt. Und alles dies unter Zuhilfenahme seiner kräftigen, durchdringenden Stimme, die von morgens bis abends nicht zu verstummen scheint. Auf dem Sportplatz, beim Fußballspiel, beim Wettrennen, überall versucht er sich gellend durchzusetzen, und es gelingt ihm auch meist. Seine Mutter hört sein Geschrei von der Straße heraufschallen und sagt dann schon mal: «Junge, brüll doch nicht immer so, Du wirst noch heiser werden!» – Und so geschieht es denn auch. Zunächst unmerklich, weil die anfangs leichte Heiserkeit vom Überschall der Rufstimme übertönt wird. Aber da der Junge im wahrsten Sinne des Wortes keine Ruhe gibt, dringt der rauhe Stimmklang immer mehr durch. «Du bist schon wieder erkältet», nimmt das die Mutter auf, «wir müssen einen Schal umbinden!» Aber es will nicht besser werden. Die Mutter geht mit dem Jungen zu einem Arzt. Der kann nichts finden, von Erkältung keine Spur. Nun macht auch die Erzieherin die Eltern darauf aufmerksam, daß Michaels Stimme schlimm heiser klingt. Der Junge ist zwar unverändert aktiv, schreit und brüllt in gewohnter Weise und man kann sich nicht vorstellen, daß ihm irgend etwas weh tut, dennoch sollte ein Facharzt die Heiserkeit abklären. So geschieht es.

In einer HNO-Praxis wird festgestellt, daß Michael «beidseits an typischer Stelle **Schreiknötchen**» hat. Der Doktor beruhigt die begleitende Mutter, daß das im Grunde ein harmloser, im Kindesalter durchaus nicht seltener Befund sei, der besonders bei agilen Knaben, seltener bei Mädchen, beobachtet wird. Man bezeichnet ihn analog zur Erwachsenen-Stimmstörung als **puerile Dysphonie.** In der Regel bilden sich die Verdickungen an den Stimmbändern mit dem Kehlkopfwachstum während der Pubertät – es ist die Zeit des Stimmwechsels – zurück. In der frühen Kindheit ist eine gezielte Therapie wenig sinnvoll. Die betroffenen Kinder sind kaum zur Stimm-Mäßigung zu überreden. Sobald sie der Aufsicht entronnen sind, brüllen sie ungehemmt weiter. Allenfalls kann versucht werden mit einer

Gruppentherapie und einer Art von Rollenspiel, das Fehlverhalten zu verändern. Dies müssen phoniatrisch-logopädische Behandlungsstellen übernehmen. Bei Verschlimmerung der Heiserkeit bis zur Tonlosigkeit soll der Stimmbandbefund kontrolliert werden. Es ist ratsam, heisere Kinder auch bei anerkannt harmlosen Befunden in regelmäßiger stimmärztlicher Beobachtung zu belassen.

Als Manfred T. in der Frühe aufwacht, hat er einen schweren Kopf. Weil er sich schon am Vorabend nicht wohlgefühlt hat, ist er zeitig schlafen gegangen. Aber am Morgen ist der Zustand eher schlimmer geworden. Die Nase ist verstopft, im Rachen brennt es wie Feuer. Als er die ersten Worte an seine Frau richten will, hat er das Gefühl, gegen ein Hindernis zu sprechen. Die Kehle ist verschleimt, er muß sich räuspern. Nach dem Abhusten klingt die Stimme belegt, blechern. «Du bist erkältet», sagt die Ehefrau, «laß Dich krankschreiben.»

Herr T. sucht sogleich einen HNO-Arzt auf. Es liegt eine **Rhinopharyngolaryngitis** vor, ein (grippaler) Infekt der oberen Luftwege. «Schonen Sie Ihre Stimme», sagt der Doktor. Die Stimmlippen sind verschwollen und gerötet, die entzündeten Schleimhäute sezernieren stark. Der Patient erhält ein Grippemittel, Lutschtabletten, salzhaltige Inhalationszusätze und einen Spray zur Rachen- und Kehlkopfbenetzung, auch Nasentropfen. Für die nächsten Tage hält das Gefühl von Abgeschlagenheit und die Heiserkeit an. Insgesamt dauert der Entzündungsprozeß der oberen Luftwege zwei Wochen. Dann klingen die geschilderten Erscheinungen langsam ab. Nach der 3. Woche ist die Stimme wieder voll einsatzfähig. Sofern keine Komplikationen hinzutreten, ist dies auch der typische Verlauf der **akuten Kehlkopfentzündung (Laryngitis)**, die meist im Gefolge eines Erkältungs- oder grippalen Infektes, selten auch einmal isoliert, verläuft. Die Behandlung ist Sache eines Arztes.

Fritz K. leidet oft an *Erkältungen*. Das hat schon im jugendlichen Alter begonnen, meist mit *Schnupfen,* pflanzt sich dann aber schnell in die unteren Luftwege fort. Ein hartnäckiger Reizhusten schließt sich an, der die Stimmlippen arg strapaziert. Er verursacht ein wundes Gefühl im Kehlkopf, als ob der Atem über rohes Fleisch streicht. Dieser Zustand erfordert wochenlange ärztliche Behandlungen. Die Infektattacken wiederholen sich mehrmals im Jahr. So bleibt es nicht aus, daß die Stimme von mal zu mal rauher klingt. Bekannte, mit denen Herr K. spricht, äußern sich besorgt und fragen, ob er sich wegen seiner Heiserkeit schon untersuchen lassen habe. Nun hat ihm sein Hausarzt, zu dem er Vertrauen hat, bereits vor Jahren einen Spezialisten empfohlen. Aber der Patient sieht überhaupt keine Veranlassung, den Arzt zu wechseln. Er hat sich schließlich an den «wunden» Hals und die rauhe Stimme gewöhnt. Desgleichen hat die Familie seine pressende, bellende Sprechweise akzeptiert. Über den Umweg einer plötzlich aufgetretenen Schwerhörigkeit, als deren Ursache sich verhärtetes Ohrenschmalz erweist, findet er doch noch den Weg zu einem Hals-Nasen-Ohren-Arzt. Nachdem dieser die Ohren ausgespült hat, untersucht er routinemäßig den Kehlkopf. Es ist ihm längst aufgefallen, wie heiser sein Patient spricht.

Er stellt eine **chronische Kehlkopfentzündung** (**Laryngitis**) fest. Die Stimmbänder sind aufgelockert, injiziert, d.h. die kleinen zarten Gefäße treten schärfer, plastischer hervor und bilden stellenweise ein spinngewebartiges Krampfadernetz. An den Rändern ist das Gewebe unregelmäßig aufgetrieben. Infolge dieser organischen Veränderungen sind die Schwingungsformen unregelmäßig und ungleichmäßig. Der Stimmschluß bleibt unvollständig. Der Facharzt gibt zu bedenken, daß eine medikamentöse Therapie wenig Erfolg bringt. Er schlägt vor, die Stimmbandränder glätten zu lassen, um dadurch die volle Schwingungsfähigkeit wieder herzustellen. Das würde zweifellos die Heiserkeit verringern.

Die «Begradigung» der Gewebshöcker – Dekortikation – wird in Vollnarkose unter Zuhilfenahme des Mikroskopes minutiös durchgeführt. Diese sogenannte endolaryngeale Mikrochirurgie findet Anwendung bei allen subtilen Operationen im Kehlkopf. Auf diese Weise werden Schrei-, Stimm- oder Sängerknötchen, die als Folge von Stimmißbrauch entstehen können, abgetragen; ebenso Stimmbandpolypen und andere mehr oder weniger harmlose Gewebsüberschüsse und -bürzel im Glottisbereich. Nach allen Abtragungen ist eine logopädische Nachbehandlung unentbehrlich. Ansonsten ist die Quote des Wiederauftretens (Rezidivgefahr) organischer Stimmbehinderungen hoch.

Frau Annemarie L. kommt zu einem HNO-Arzt, weil sie nach einer *Schilddrüsenoperation* nicht mehr ihre Stimme in gewohnter Weise gebrauchen kann und weil ihre Umgebung ihr gesagt hat, daß die Stimme scherbelnd und doppeltönig klingt. Sie berichtet, daß sie vor der Operation untersucht worden sei, daß damals am Stimmband alles in Ordnung gewesen wäre. Aus dem Operationsbericht erfährt man, daß der Kropf stark durchblutet gewesen ist. Der Chirurg war gezwungen, die Hauptgefäße beidseits zu unterbinden. Die laryngoskopische und stroboskopische Befunderhebung bringt zu Tage, was ein geschultes Gehör bereits heraushören kann, eine **Lähmung des Kehlkopfnervens** (**Rekurrenslähmung**). Erkennbar ist auch schon die Bemühung um Ausgleich: das normalbewegliche Stimmband fügt sich kompensatorisch – über die Mittellinie hinaus schwingend – an das gelähmte an, welches etwa in Mittenposition fixiert ist, so daß ein fast vollständiger Abschluß bei der Stimmgebung erreicht wird. Die stroboskopische Feinbeobachtung zeigt Rechts-Links-Unterschiede im Schwingungsverhalten.

Bei einer postoperativen Schädigung am Kehlkopf, welcher Art auch immer, ist eine sofort einsetzende Stimmtherapie von großem Nutzen. Man erreicht so schneller die stimmliche Rehabilitation. Das gilt vordringlich für Sprechberufe.

Bei Frau L. war nachweisbar die Lähmung ein Operationsfolgeereignis. Bei Zweiteingriffen, wo infolge von Vernarbungen die Anatomie unübersichtlich geworden ist, ist dies gar nicht so selten.

Andererseits gibt es Fälle ohne vorausgegangene Operation oder Verletzungen, wo aus heiterem Himmel heraus ein Stimmband stillsteht. Dies kann junge wie alte Menschen betreffen. Die Ursache ist oft schwer aufzuklären: ein Infekt, ein rheumatisches Geschehen, ein Fokalherd? Schmerzen treten nicht oder nur in geringem Maße auf. Alarmzeichen ist die «aus der Fassung geratene», doppeltönige Stimme. Man muß sofort einen Arzt aufsuchen, der die angemessene Therapie ansetzt. Zum Glück kann eine spontane Besserung eintreten. Weil wir aber über die Prognose keine zuverlässige Aussage machen können, ist immer eine Stimmübungsbehandlung einzuleiten.

Herr Günter S. ist gelernter Schreiner. Er ist 45 Jahre alt, immer gesund gewesen, hat auch sonst im Leben bisher wenig Nöte und Sorgen erfahren. Vor einem halben Jahr stellte sich eine heisere Stimme ein. Er hat darauf zunächst nicht geachtet, glaubte, es wäre eine banale Erkältung. Einzig das *Zigarettenrauchen* – er verbraucht nach eigenen Angaben täglich 1 1/2 Schachteln Zigaretten – reduzierte er etwas. Als sich nach zwei Monaten die Heiserkeit nicht bessert und seine Frau sogar meint, daß sie schlimmer geworden sei, stellt er sich beim Hausarzt vor. Dieser rezeptiert Inhalationen und Lutschtabletten. Nach 14 Tagen erfolgloser Medikation konsultiert Herr S. einen HNO-Arzt. Dort wird eine Gewebsveränderung an den Stimmbändern festgestellt. Das eine Stimmband ist fast vollständig betroffen. Über den vorderen Angelpunkt beider Stimmlippen ist auch bereits das andere in Mitleidenschaft gezogen. Ein dichter Stimmritzenverschluß ist infolge der ausgefransten Gewebsränder nicht mehr möglich. Die histologische Untersuchung bestätigt die Verdachtsdiagnose: **Kehlkopfkrebs.** Ohne Verzögerung wird eine Laryngektomie, eine Totalentfernung des Kehlkopfes, in einer HNO-Klinik vorgenommen.

Vorsorglich werden die Lymphknoten am Hals mitentfernt (Neck-dissection).

Nach dem Eingriff ist Herr S. ohne Stimme – ein Schockerlebnis. Er kann sich nur noch durch kaum vernehmbares Mundflüstern, durch Gesten und schriftliche Äußerungen verständlich machen. Aber es ist ihm bereits vor der Operation gesagt worden, daß er eine natürliche *Ersatzstimme,* die sog. *Oesophagusstimme,* erlernen kann. Von der örtlichen Vereinigung der Kehlkopflosen hat ihn ein Mitglied besucht und mit fließender Sprechweise den Vorgang bei der Erzeugung der neuen Speiseröhrenstimme erklärt: Anstelle der Lungen fungiert die dehnbare Speiseröhre als Luftspeicher und der Eingang in die Speiseröhre wird umfunktioniert zur Ersatzstimmritze. Die aus der Speiseröhre nach oben gedrückte Luft versetzt die am Speiseröhreneingang kreisförmig angeordneten Muskeln in Schwingungen. Diese Vibrationen werden wie gewohnt in den Artikulationsräumen der Mund-Nasen-Rachenhöhlen in Sprachlaute umgeformt.

Die Ersatzstimme wird von Herrn S. nach wenigen Wochen flüssig erlernt. Zugute kommt ihm dabei die Fähigkeit, Rülpslaute mühelos produzieren zu können. Wer ihm unbefangen zuhört, möchte meinen, daß jemand spricht, der einen chronischen Kehlkopfkatarrh hat. Niemand käme auf den Gedanken, daß überhaupt kein Kehlkopf mehr vorhanden ist. Schon gar nicht, wenn der künstlich angelegte Luftzutritt in der Mitte des Halses (Tracheostoma) und die Operationsnarbe geschickt durch einen Schal verborgen bleiben.

Eine allgemeine Betrachung des Phänomens Heiserkeit

In der vorausgegangenen Beschreibung typischer Störungs- und Krankheitsbilder markieren sich einige charakteristische Merkmale. So hören wir übereinstimmend, daß die Stimme nicht mehr mit gewohnheitsmäßiger Leichtigkeit eingesetzt werden kann, daß sie ihre Tragfähigkeit eingebüßt und den Glanz verloren hat. Sie ist damit als ein fein abgestimmtes Instrument bei der Partneransprache untauglich geworden. Die unsichere «Einstimmung» wirkt sich ungünstig auf die Menschenberührung und -führung aus: Der Lehrer geht mit Furcht in die Klasse; der Manager sieht beklommen der geschäftlichen Auseinandersetzung entgegen; der Sänger meint, der Probe ausweichen zu müssen; der redegewandte Politiker verliert die Selbstsicherheit; dem Staatsanwalt wird das Plädoyer zum Alptraum; der Pfarrer verzweifelt im wahrsten Sinne der Bedeutung am Wort Gottes; der Versicherungskaufmann scheut die überzeugende Aussprache mit dem Klienten; die Hausfrau geht der Erziehungsaufgabe an den Kindern aus dem Wege und flüchtet sich in die stumme Aggressivität täglichen Saubermachens. Was mit einer auffälligen Stimme scheinbar so harmlos begann, weitet sich in der Stimmung der Betroffenen zu einem existentiellen Problem aus. Denn die Stimme dient auch als «Kampf-Ersatz», sei es bei Diskussionen im weltpolitischen Rahmen in der UNO oder bei Auseinandersetzungen im Intimkreis der Familie. Sie ist ein geeignetes Mittel, Aggressionen abzubauen oder aber aufzuwühlen.

Bemerkenswert ist dabei, daß die Einbuße der Eigenschaft «Stimme», die so unlösbar mit der Person verhaftet ist, daß man ihr Vorhandensein normalerweise überhaupt nicht bewußt zur Kenntnis nimmt, nun plötzlich als *Leid*faktor empfunden wird. Man kann einen Vergleich mit der geschickten, als selbstverständlich vorausgesetzten Tätigkeit unserer Hände ziehen. Dieser Vergleich ist nicht einmal weit hergeholt. Hand und Stimme (Sprache) haben das Fundament des Menschseins gelegt. Ihr unermüdlicher Einsatz, ihre Intelligenz, haben unser So- und Dasein geschaffen und gestalten es im Guten wie im Schlechten fort. Auch den Nutzen unserer Hände spüren wir erst dann überzeugend, wenn sie uns ihren Dienst versagen. Verlieren wir die Stimme, fällt es uns bei versagender Stimmkraft schwer, mit den Mitmenschen und Geschöpfen Kontakt zu halten, – dann geht uns auf bestürzende Weise auf, was uns vor Isolation und Gefühlsfrost bewahrt, was unsere existentielle Fremdheit überbrücken hilft und wie geborgen das eng geknüpfte, auch im Schweigen noch tragfähige kommunikative Netz uns alle miteinander umspannt. Die gestörte, die kranke Stimme betrifft wesentlich nicht ein Organ, sondern die Person. Persönlichkeit entwickelt sich dort und dann, wo unsere Äußerungen frei und fließend «hindurchtönen» können – per sonare.

Stimmversagen drückt sich recht unterschiedlich aus. Auch das zeigen die Fallberichte. Der Einfachheit halber sprechen wir pauschal von Heiserkeit. Gemeint ist in der Regel ein gepreßter oder verhauchter, jedenfalls von der Norm abweichender Stimmklang. (Daß es Stimm-Moden gibt, die auch exzentrische, am Rande des Pathologischen angesiedelte Stimmklänge gesellschaftlich tolerieren, wollen wir an dieser Stelle unberücksichtigt lassen.)

Heiserkeit kann so «mißklingen», daß die Stimme, ausgeschrien wie bei Marktschreiern und Ausrufern auf Rummelplätzen, schmerzhaft in unseren Ohren widerplärrt. Man kann dann nicht mehr von Klang, muß zutreffend von Geräuschen sprechen. Der Angesprochene ist davon unangenehm berührt. Er fühlt sich physisch angerempelt und möchte möglichst rasch aus dem Zuhörerkreis entlassen sein. Hier schwingt eine andere Saite bei einer Stimmschädigung mit – oder um das Bild richtig zu gebrauchen: schwingt eben **nicht** mehr mit, – reißt ab. Der Stimmgestörte, der Heisere findet nicht mehr das Ohr des anderen, er spricht ins Abseits. Die Kommunikation bricht ab.

Am anderen Ende der Heiserkeitsskala finden wir die kraftlose, verbrauchte, kaum noch vernehmbare Stimme. Ein solcher Stimmträger gibt sich alle Mühe, die Verbindungen nicht abbrechen zu lassen. Im Gegensatz aber zu den Verspannungen oder Überspannungen beim Zustand der **Preßstimme,** wo knarrende Geräusche vorherrschen – verhaucht die asthenische Stimme zur Tonlosigkeit. Man spürt und sieht wohl auch hier die krampfige Bemühung, aber man hört sie nicht mehr. Nichts kommt mehr – wie es im Theaterjargon heißt – über die Rampe. An dieser Stelle muß auf die ursprüngliche, sphinkterartige Funktion des Stimmritzenverschlusses hingewiesen werden: der Preßverschluß verhindert das Eindringen lebensgefährdender Fremdkörper in die Atemwege. Aber schon die Angst vor etwas genügt, einem «die Kehle zuzuschnüren». Preßspannung verbirgt immer auch einen Teil Angstspannung.

Zwischen diesen beiden Polen krankhafter Heiserkeitsformen liegen alle Schattierungen angekränkelter Stimmen. Um sie charakterisieren zu können, steht uns eine Reihe von Eigenschaftswörtern zur Verfügung. (Abb. 1) Das hat den Vorteil einer literarisch farbigen, den jeweiligen Heiserkeitsgrad bestimmenden Beschreibung – aber auch den Nachteil, daß jeder unter der adjektivisch umschriebenen Klangcharakteristik etwas anderes versteht. Man mache einmal die Probe aufs Exempel und frage in einem beliebigen Zuhörerkreis nach den auffallenden Eigenschaften einer bekannten, vielleicht gerade angehörten Stimme – das Ergebnis der Umfrage wird so verwirrend sein wie das babylonische Sprachereignis.

Selbstverständlich ist man seit langem bemüht, Eigenschaften

krächzend	piepsend	halsig	stumpf
kratzend	pfeifend	*kehlig*	hart
knarrend	röchelnd	flatternd	kalt
rasselnd	brummend	schwebend	klangarm
prasselnd	blechern	wacklig	dünn
schmirgelnd	gellend	zittrig	muffig
fauchend	kreischend	matt	schwer
hauchig	*tonlos*	grell	*belegt*
verhaucht	*gepreßt*	flach	schneidend
scheppernd	abgeschnürt	hohl	*verschleiert*
scherbelnd	gestopft	fädig	
gesprungen	*kloßig*	*rauh*	
nasal	gaumig	scharf	

Abbildung 1: Heiserkeitsformen (nach Nessel). (Aus G. Böhme: Stimm-, Sprech- und Sprachstörungen, Stuttgart 1974.)

der Stimme verbindlich festzulegen. Ein Beispiel, das die Stimme von den Gegensätzen her auf den Begriff bringen möchte, sei beigefügt. (Abb. 2) Neben der subjektiven Einschätzung des Klangphänomens hat unser technisches Zeitalter zahlreiche apparative Verfahren entwickelt. Sie sind für die Forschung unentbehrlich, aber gültig bleibt auch das Wort eines Sprachforschers vor über 50 Jahren:

> Im Laboratorium wird die Stimme schwindsüchtig

Diese Bemerkung lenkt uns auf die erstaunliche *Fähigkeit unseres Gehörs,* Stimm- und Sprachklänge nicht nur global zu registrieren, sondern auch präzis zu differenzieren. Gehör ist hier der verkürzte Ausdruck für das im Gehirn lokalisierte, außerordentlich komplizierte und komplexe Schallaufnahme-, -verarbeitungs-, -speicherungs- und -abgabe-System.

A. *Polare Charakteristika* der Stimme:

	normal		*krankhaft, gestört*
I.	klar		rauh, hauchig, tonlos
II.	voll		dünn, flach
III.	energisch, frisch		matt
IV.	elastisch, locker		gepreßt, verspannt
V.	tragend		nicht tragend
VI.	bewegt, gefühlsbetont		monoton, ausdruckslos

B. *Weitere pathologische Charakteristika* der Stimme:

VII.	auffallend laut		auffallend leise
VIII.	auffallend hoch		auffallend tief

kehlig – knödelnd – nasal

kratzend – knarrend – schrill

blechern – dumpf

flatternd – doppeltönig – zittrig

Abbildung 2: Eigenschaften der Stimme für die Beurteilung mit dem Gehör. (Aus: M. G. Habermann: Stimme und Sprache, Stuttgart 1978.)

Akupädie oder wie man das Gehör schulen kann

Ein böser Schall kann uns das Zittern lehren, uns krank machen, unser Vegetativum so durcheinander wirbeln, daß uns in der Tat Hören und Sehen vergehen. Ein guter Schall kann uns Freude bereiten, uns entspannen und Freundlichkeit verbreiten. Bei beiden Beispielen ist nicht auf den intellektuellen oder moralischen Inhalt der überbrachten Botschaft abgehoben, sondern auf die Art und Weise wie sie emotional zum Ausdruck gebracht wird.

Man lernt schon recht bald, daß sich mit der *Sprache* vortrefflich lügen läßt. Worte und Sätze können nach Interessenlagen hin und her geschoben, verschoben werden. Schwieriger ist es schon für die *Stimme,* sich auf Unwahrheiten einzustellen. Schauspielerische Begabung ist kein Allgemeingut. Meist läßt sich aus der mündlich übermittelten Nachricht heraushören, ob ein falscher Ton die Musik macht. Allerdings haben wir verlernt, auf die Zwischentöne im Gespräch acht zu geben. Wir befassen uns weitaus intensiver und doch oberflächlicher mit dem Was einer Aussage als mit dem Wie. Wir begnügen uns mit dem scheinbar logischen Zusammenhang des Gehörten und überhören (gern?) die durch Intonations- und Intensitätswechsel angedeuteten nonverbalen Aussagen. Aber eben dort – bei den Schwebungen der Töne oder Schattierungen der Gefühle begegnen wir uns einander, wächst aus intellektuellem Verstehen gemüthaftes Verständnis für den anderen.

Damit fiel das Stichwort für die erste auf die Therapie bezogene Aussage:

> Die Korrektur einer gestörten Stimme beginnt mit dem **Hörenlernen** (Hörerziehung, Hörtraining)

Gezieltes Hinhören nennt man *Lauschen.* Dies zu schulen, ist der erste Schritt in unserem Therapieprogramm. Stimmstörungen sind nicht selten die Folge von Hörstörungen, worunter wir nicht in erster Linie Schwerhörigkeit verstehen, sondern Fehlhörigkeit. Ein Gesprächspartner steht uns in körperlicher Gestalt und als Redefigur gegenüber. Auch im Dunkeln gewinnt er sprechend in unserer Vorstellung Konturen. Für die Behandlung ist es wichtig, herauszuhören, wie harmonisch diese beiden Formen personalen Ausdrucks übereinstimmen.

Diskriminierendes Hören ist somit die Voraussetzung jeder Stimmkorrektur. Der Fachmann spricht von *Akupädie* und versteht darunter die Schulung des feineren, bedeutungsunterscheidenden Gehörs zu Beginn und fortdauernd im Verlauf einer Stimmübungsbehandlung.

Welche Bedeutung dem aktiven Hören beigemessen wird, geht aus der wachsenden Zahl spezieller Zuhörseminare hervor. Nachdem zunächst in den USA Firmen angefangen hatten, ihre Mitarbeiter in der Disziplin des richtigen Zuhörens zu schulen, sind nun auch im deutschsprachigen Raum Kommunikationsexperten dazu übergegangen, Lehrgänge in der *Kunst des Zuhörens* anzubieten. Selbstverständlich stehen dabei geschäftliche Interessen im Vordergrund: Im Verkaufsgespräch kann durch geschicktes Zuhören der Partner «aufgeweicht» werden; bei Unterredungen mit Mitarbeitern soll durch (aktiv) geduldiges Zuhören erreicht werden, daß diese sich öffnen und den Mut zur eigenen Sprache finden.

Was kann man selbst tun, um seine Lauschfähigkeit zu verbessern?

Man beginnt, auf Laute, Klänge, Geräusche, die uns alltäglich umschallen, auf die wir nicht bewußt hingehört haben, aufmerksamer und intensiver zu achten. Das gilt für solche banalen *Schallereignisse* wie: Tropfen eines Wasserhahns, Knakken von Dielen, aus der Ferne herübertönender Handwerkerlärm wie Sägen, Bohren, Hämmern, Hundegebell oder Katzenmiauen aus der Nachbarschaft, Rufen oder Schreien entfernter Personen, Vogelgesang, Windsäuseln, Bäumerauschen, Wasserplätschern, Regenfall, Quietschen von anhaltenden Straßenbahnen, laufende Automotoren usw.

In einem nächsten Schritt richtet man die Aufmerksamkeit gezielt auf *menschliche Stimmen,* zunächst der näheren Umgebung. Man lauscht auf die Stimmklänge, analysiert sie, vergleicht sie miteinander. Man versucht aus der Stimme von Rundfunksprechern sich ein dazu passendes Gesicht vorzustellen; so auch bei Fernsehvorträgen oder -diskussionen, wo man wechselweise Ton oder Bild wegdreht. In voll besetzten Räumen – Bahnabteil, Restaurant u. dgl. – bemüht man sich, aus dem Stimmengewirr einzelne Lautcharakteristika herauszuhören: Frauen, Männer, aggressiv, betrunken, angeheitert, deprimiert, zärtlich, roh, ordinär usw.

Auf einer weiteren Stufe des Hörschulungsprogramms vertieft man sich in die *Stimmqualität hervorragender Sprecher und Sänger.* Entsprechende Platten und Tonbänder werden in reichlicher Zahl angeboten. Man versucht den emotionalen Eindruck einer Stimme zu rationalisieren. Aber nicht nur der Gesamteindruck soll auf uns einwirken, wir gliedern ihn auf in Stimm-Einheiten: Tonhöhe, Lautstärke, Sprechgeschwindigkeit, Sprechmelodie, Pauseneinteilung. Neben klangpositiv bewerteten Stimmen schulen wir unser Gehör mit negativen Beispielen. Wir hören uns rauhe, belegte, heisere, näselnde, kloßige, gepreßte, gequetschte, verschriene, kurz – gestörte und auch «zerstörte» Stimmen an. Material dafür erhalten wir von Logopäden.

Als letzten Schritt machen wir mit dem bisher Erlernten die Probe aufs Exempel und wagen uns an die *bewußte und kriti-*

sche Anhörung der eigenen Stimme. Wir verfolgen ihre Klangänderung auf den verschiedenen Stationen und in den wechselnden Situationen unseres Alltags (Berufs-, Party- und Freizeitstimme). Wiederholt hören wir die eigene Stimmproduktion auch bei unterschiedlichen Verrichtungen an: freier Vortrag, Konversation, Lesen. Es hilft weiter, wenn man schriftlich fixiert, was uns an unserer Stimme gefällt oder mißfällt.

Der Abschluß unserer *«Hörschule»* ist eine *Stimm-Eigenanalyse.* Wir versetzen uns in eine Art Couchhaltung wie bei der Tiefenpsychologie und lassen, offen über unseren Zustand sprechend, die Stimmklänge an der Gedankenkette entlang «frei flottieren». Auf diese Weise rufen wir uns die Stimm-Muster unserer frühen Jahre ins Gedächtnis zurück. Eine Stimm- und Seelenkatharsis zugleich.

Das in Kürze geschilderte Hörübungsprogramm erfüllt aber nur seinen Sinn, wenn es nicht als Nebenaufgabe betrachtet, sondern voll in das Stimmtraining integriert wird. Das heißt mit anderen Worten, jede Stimmübung ist immer auch zugleich Hörübung. Es gibt darum keine Pause oder kein Ende beim Zuhören oder gerichteten Hinhören. Ein geschultes Gehör kann sicher nicht den Stimmschaden beheben, aber es kann die überforcierte Stimmleistung so zügeln und regulieren, daß die gestörte Stimme instandgesetzt wird, Belastungen durchzuhalten, ohne daran endgültig zu verstummen. (Weil wir das kreative Hören als Voraussetzung der Stimm-Rehabilitation für außerordentlich wichtig halten, kommen wir im Abschnitt über die Behandlung noch einmal darauf zurück.)

Einige Ausführungen zu den sehr wichtigen Zusammenhängen zwischen Stimme, Sprechen und Sprache

Nachdem bei der allgemeinen Betrachtung des Phänomens Heiserkeit der bedeutende diagnostische Stellenwert des Hörens (Zuhören, Lauschen, funktionelles Hören, kreatives Hören) herausgestellt wurde, ist jetzt aufzuzeigen, wie eine normale, nicht heisere Stimme funktioniert. Auf den einfachen Nenner gebracht, ist die Stimme ein zarter Windhauch, dem paradoxerweise eine ungeheure Stoßkraft innewohnt, die Welt zu bewegen, zu verändern («ungeheuer» muß hier in der ambivalenten Bedeutung von übergewaltig-unkalkulierbar bedacht werden). Dazu schreibt Herder in seiner Abhandlung über den Ursprung der Sprache aus dem Jahre 1772: «Ein Hauch unseres Mundes wird das Gemälde der Welt, der Typus unserer Gedanken und Gefühle. Von einem bewegten Lüftchen hängt alles ab, was Menschen auf der Erde je Menschliches dachten, wollten und tun werden.»

Es soll hier außer acht gelassen werden, wie sich Struktur und Funktion der Stimme stammesgeschichtlich entwickelt haben. Man kann aber annehmen, daß mit dem Beginn der menschlichen sprachlichen Verständigung *(Anthropokommunikation)* auch die Hirnentwicklung beeinflußt worden ist. So wie noch heute das Wort den Gedanken befördert und der Gedanke das Wort erzeugt. Auch das Lautsystem, mit dem sich die Tiere untereinander verständigen, bleibt unberücksichtigt;

keine Frage, daß sich interessante Parallelen eröffnen würden. Wir halten es aber für sachbezogen, einige Reflexionen über die **Sprache** einzufügen, weil nach unseren Erfahrungen die Begriffe Stimme, Sprechen und Sprache allzu häufig in ein und denselben Bedeutungstopf geworfen werden.

Sprache ist etwas, was wir von unseren Vorfahren, geradewegs von den Eltern, übernehmen. Sprache als ein gewordenes, sich ständig weiterentwickelndes System von Zeichen und Regeln, wird tradiert. Dabei stehen die Zeichen für etwas, was sie selbst nicht sind. Wenn ich sage oder schreibe: Tisch – dann ist das akustisch oder visuell geformte Gebilde nicht identisch mit dem materiell angefertigten Tisch, mag dieser aus Holz, Stahl oder Plastik sein, mag er drei, vier oder fünf Beine haben. Ich begnüge mich anstelle des sinnlich erfahrbaren Tisches mit einem Zeichen, einem Symbol.

Mit dieser Erkenntnis geraten wir auf sprachphilosophisches Terrain, wo seit Jahrhunderten der Streit über Wesen und Bedeutung der Sprache ausgefochten wird. Wir umgehen klugerweise den wissenschaftlichen Kampfplatz und beschränken uns auf die simple Tatsache, daß Sprache als Zeichensystem überliefert wird. Ein vermutlich angeborener Erwerbsmechanismus verhilft uns dazu, die jeweilige Muttersprache zu erlernen. Sprache ist Allgemeinbesitz einer Sprachfamilie. Sprache ist Konvention.

Wie wir nun diese Sprache einsetzen, welches Flair wir ihr umhängen, mit wieviel mehr oder weniger Geschicklichkeit wir mit ihr umgehen, das ist eine durch und durch persönliche Sache. Die artikulatorische Gewandtheit, die Geschwindigkeit der Redeweise, der Sprachduktus – dies alles verleiht der vorgegebenen Sprache die individuelle Benotung. Aus dem Stil der Äußerung kann man heraushören oder herauslesen, wer sich mit uns unterhält oder wessen Abhandlung wir vergnügt oder verärgert lesen. Sprache gibt sich den Rang von Objektivität (was im strengen Sinne so nicht stimmt). *Sprechen* aber versucht die subjektive Note gar nicht erst zu leugnen, gleichgültig ob es sich um einen Heiratsantrag oder einen Sachbericht handelt, – Herz und Hirn des Sprechenden schwingen mit.

Dem ganz Intimen aber bleibt die *Stimme* vorbehalten. Sie ist der «Tiefenträger» der Sprache. Sie hat die Fähigkeit durch unterschiedliche, unterschwellige Tonfärbungen die Bedeutung eines Wortes, eines Satzes, eines Gespräches zu verändern, erheblich zu verändern. Nehmen wir das Satzbeispiel: «Ich bitte Dich zu gehen.» – Man kann diese Aufforderung in vielen Nuancen vorbringen: unerbittlich, aggressiv, zärtlich, flehend, verweigernd. Die jeweils angestimmte Gefühlsnote verwandelt den formalen Inhalt des Satzes mehr oder weniger. Im paradoxen Fall kann die flehentliche Aufforderung zu gehen, das Gegenteil bewirken wollen: bitte bleib doch!

Alles was wir aussprechen – logisch und grammatikalisch geordnet, bewegt von dem uns eigenen sprecherischen Impetus – wird wesentlich getragen und geleitet von unseren Einstellungen (Intentionen). Diese haben ihren Ursprung im *Limbischen System* – einem sehr alten Teil des Gehirns. Veranschaulichend kann man es das *Gefühlszentrum* nennen. So ist die Wortverwandtschaft von Stimme und Stimmung eben nicht zufällig. Beide beeinflussen einander ständig, erheben sich freudig und stürzen traurig hinab. Himmelhochjauchzend ... zu Tode betrübt – das kennzeichnet unsere Stimmung und Stimme. Die Stimmhygiene und -pathologie darf an dieser Tatsache nicht vorbeisehen, erst recht nicht die Therapie.

Information über die Arbeitsweise des Stimmorgans unter besonderer Beachtung der Ausatmung

Nach dem kurzen Nachdenken über die Sprache leiten wir zurück auf die Ausgangsfrage: Wie arbeitet das Stimmorgan? Was leistet es? (Abb. 3).

Für die anzublasende Luft wird ein Reservoir, ein **Windkessel** benötigt. Diese Aufgabe übernehmen die Lungen. Über die Bronchien und Luftröhre wird der Atemstrom an die Stimmritze (Glottis) herangeführt. Bei Ruheatmung ist diese weit offen, Ein- und Ausatmung gehen mühelos vonstatten. Bei der Sprechatmung (Phonation) legen sich die beiden parallel gelagerten, aus Haut, elastischem Gewebe und Muskel zusammengesetzten Stimmbänder aneinander. Damit stellt sich der Ausatmung ein Hindernis entgegen, das erst gesprengt werden kann, wenn der Anblasedruck eine gewisse Stärke erreicht hat. Die Stimmfalten werden nachfolgend in Vibrationen versetzt, die je nach Weite der Schwingungen (Amplitude) die Kompression der fließenden Luftteilchen verändert.

Annähernd kann man die Funktion der Stimmgebung mit der eines Blasinstrumentes oder einer Pfeife vergleichen. Die anblasende Luft setzt einen Schwingkörper in Bewegung. Im Gegensatz zu den in senkrechter Richtung schwingenden Federn bei der Pfeife vollführen die Stimmfalten waagerechte und senkrechte, vom Schwerpunkt der Muskelmasse her gesehen, elliptische Schwingungsformen (Abb. 4 und 5).

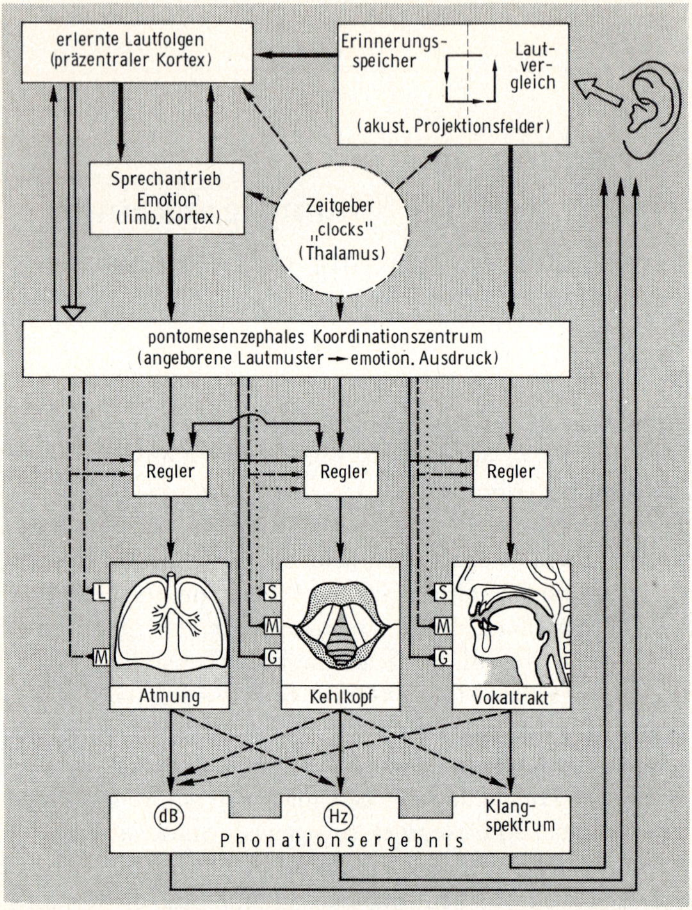

Abbildung 3: Vereinfachtes Modell der Funktionsweise des Stimmapparates (unter L, M u. G sind die in der Lunge, in den Muskeln und Gelenken vorhandenen Druckempfänger zu verstehen, die ihre während der Stimmbetätigung ständig wechselnden Werte in das zentrale Koordinationszentrum weiterleiten). (Aus Berendes et al.: HNO-Heilkunde, Stuttgart 1982.)

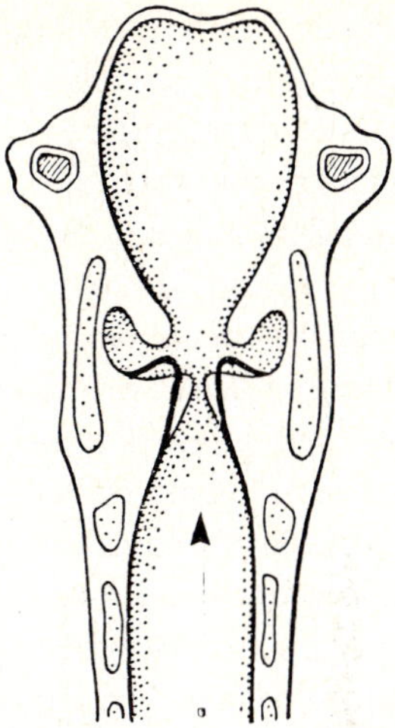

Abbildung 4: Querschnitt durch den Kehlkopf.

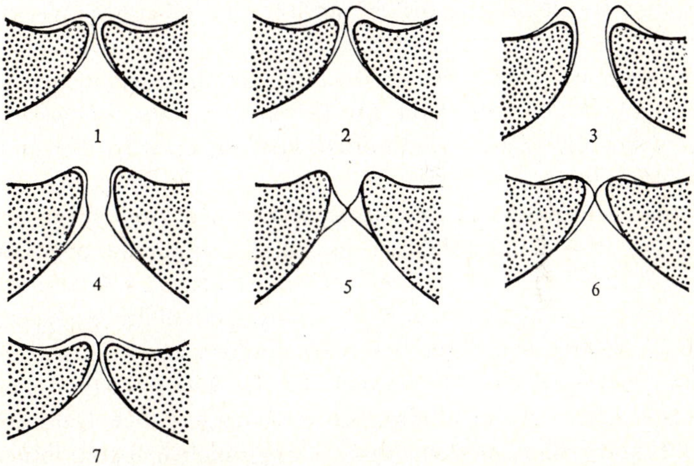

Abbildung 5: Darstellung des Schwingungsverhaltens der Stimmlippen. Man erkennt deutlich die von der Muskelmasse unterschiedliche Schwingungsform der Schleimhaut (Randkantenverschiebung) (nach Schönhärl). Für den diagnosestellenden Arzt ist die (stroboskopische) Feinbetrachtung dieser quer und senkrecht (elliptisch) verlaufenden Bewegungsformen unentbehrlich.

Die durch den sich öffnenden und wieder schließenden Schwingungsvorgang jeweils verdünnte oder verdichtete Menge der Luftteilchen pflanzt sich oberhalb der Stimmfalten in die Resonanzräume fort.

Die mechanisch angeregten Luftbewegungen werden vom Ohr als *Schall* wahrgenommen. Akustisch ist es ein *Geräusch*. Der Fachmann nennt es den **primären Kehlkopfton.** Für die Zusammensetzung dieses primären Kehlkopftons ist nun nicht allein der aus den Lungen stammende Luftdruck verantwortlich, sondern auch Eigenschaften der Stimmfalten, wie Elastizität, Masse und Länge. Physikalisch arbeitet dieses Vibrationssystem – **Vibrator** – nach dem Prinzip der selbsterregten Schwingungen. Förderlich wirkt auf den Öffnungs- und Schließungsmechanismus eine Erkenntnis aus der Strömungslehre: Die zunächst in einem breiten Rohr (Luftröhre) fließende Luft erfährt auf der Ebene der Stimmritze eine erhebliche Verengung. Das kleinere Lumen erhöht aber die Fließgeschwindigkeit und senkt den Druck. Infolge des Druckabfalls entsteht ein Sog, der neben Elastizität und Muskelspannung am Stimmband dazu beiträgt, daß die Stimmritze geschlossen wird (Bernoulli-Gleichung).

Das **Ansatzrohr** ist die dritte Station auf dem Wege zur Stimm- bzw. Lautentstehung. Es umfaßt die Räume oberhalb der Stimmritze. Nicht sicher geklärt ist bisher, wie weit die beidseits zwischen Stimmband und Taschenfalte gelegenen Ausbuchtungen und die Nasennebenhöhlen zur Resonanzbildung beitragen. Keine Frage aber, daß der Rachen-, Mund- und Nasenraum mit seinen beweglichen Teilen – Zunge, Gaumensegel und Schlundmuskelring – den ursprünglich abgestrahlten, geräuschhaften Schall so verwandelt, daß daraus unterscheidbare (diskriminierbare) Sprachlaute werden. Während bei den Blasinstrumenten die Ansatzräume durch das geformte Material starr vorgegeben sind, besitzt das menschliche Ansatzrohr die erstaunliche Fähigkeit, die Weite und Gestalt seiner ineinander übergehenden, untereinander gekoppelten Resonanzräume zu verengen, zu erweitern, zu verkleinern, je nachdem welcher Sprachlaut gebildet werden soll. Auf diese Weise entstehen Vokale und Konsonanten – das Fleisch und Gerüst unserer Sprache.

Richten wir unsere Aufmerksamkeit auf die Anblasefunktion: Wohl jedem ist von medizinischen Untersuchungen her bekannt, daß man das Volumen und die Geschwindigkeit des Atemstromes messen kann. Man erhält auf diese Weise Kenndaten für die Diagnostik von Lungen- und Bronchialerkrankungen. Es gibt aufwendige, hochtechnisierte Apparate und einfache (jetzt auch elektronische und miniaturisierte) Verfahren wie die Messung der Vitalkapazität in jeder ärztlichen Praxis. Man bläst nach ausgiebiger Einatmung in einen Behälter (Spirometer) hinein und kann anschließend die Menge der ausatembaren Luft an einer Skala ablesen. Doch ist dies als Aussage der Funktionsfähigkeit der Stimme von beiläufigem Wert. Ein mächtig aufblasbarer Brustkorb ist nicht die Bedingung für stimmliche Leistungs- und Tragfähigkeit. Mehr zählt das Geschick, die für die beabsichtigte Stimmproduktion angemessene Luftmenge dosiert, d.h. gleichmäßig fließend abzugeben. Darum ist die Schulung der Atemfunktion nicht einfach mit einem Muskeltraining gleichzusetzen, sondern zielt auf die exakte Steuerung und präzise Koordinierung aller an der Ein- und Ausatmung beteiligten Muskeln.

Wer seine Stimme unter Kontrolle bekommen und halten will, muß außerdem wissen, daß die Stimmerzeugung zentral, d.h. von der Großhirnrinde her reguliert wird, beeinflußt auch durch «gemüthafte» und «ästhetische» Impulse aus den älteren Hirnteilen und – wie neuerdings zu vermuten – aus der rechten Großhirnhälfte.

Wir können nunmehr eine weitere grundlegende Aussage im Hinblick auf die Stimmbehandlung machen:

Sprechen ist eine Funktion der Ausatmung

Dies ist das Leitmotiv unserer Beschäftigung mit der *Atmung*. Eine Atem-Umerziehung bleibt der fromme Wunsch von Atem-Mystagogen. Wir können die geprägte persönliche Art der Atmung nicht ab ovo verändern, ebensowenig wie wir jemanden in Gang oder Haltung ummodeln können. Titelversprechungen wie «Atemheilkunst» oder «Wie heile ich meine kranke Atmung» verbergen nicht selten kurpfuscherische Anmaßung. Unsere Philosophie ist einfacher. Wir sind schon erfolgreich, wenn es uns bei stimmkranken Patienten gelingt, Aussage und Ausatmung in ein «stimmiges» Verhältnis zu bringen. Bei der Stimmkorrektur (und wir sprechen hier nicht von den atemgymnastischen Übungen, die in der Lungenheilkunde ihren Platz beanspruchen) gilt unsere Hauptaufmerksamkeit der Ausatmung. Bei ihr müssen wir therapeutisch eingreifen und nicht beim body building einer angeblich zu schwächlichen Atemfigur.

Was wir hier beschreiben ist die äußere Atmung – als Voraussetzung der inneren. Letztere trägt dafür Sorge, daß wir über ein feinmaschiges, dem Austausch dienendes Bläschen-System – die Endstation beim Antransport der Luft – frischen Sauerstoff erhalten und verbrauchte Kohlensäure herausbefördern. Ein lebensfördernder und -erhaltender Vorgang, den wir, wenn wir von der Atmung sprechen, nicht unerwähnt lassen können.

Wir halten fest: Der Stimmton entsteht in Kooperation von Ausatmung, Stimmlippenschwingungen und Ausformung der Resonanzräume in Rachen – Mund – Nase (**Respiration – Vibration – Resonanz – Artikulation**). (Abb. 6 u. 7)

Übrigens verstärken die Resonanzräume nicht nur den vorgeformten primären Kehlkopfklang, sondern wirken als lufthaltige Räume elastisch zurück auf das Stimmlippen-Schwingsystem (phonatorisches Feedback). Das unterstreicht, wie kompliziert ein Ton, Klang oder Geräusch entsteht und läßt bereits schließen, daß bei der Behandlung eines fehlerhaften, geräuschvollen, heiseren Stimmklanges mehrere Faktoren beachtet werden müssen.

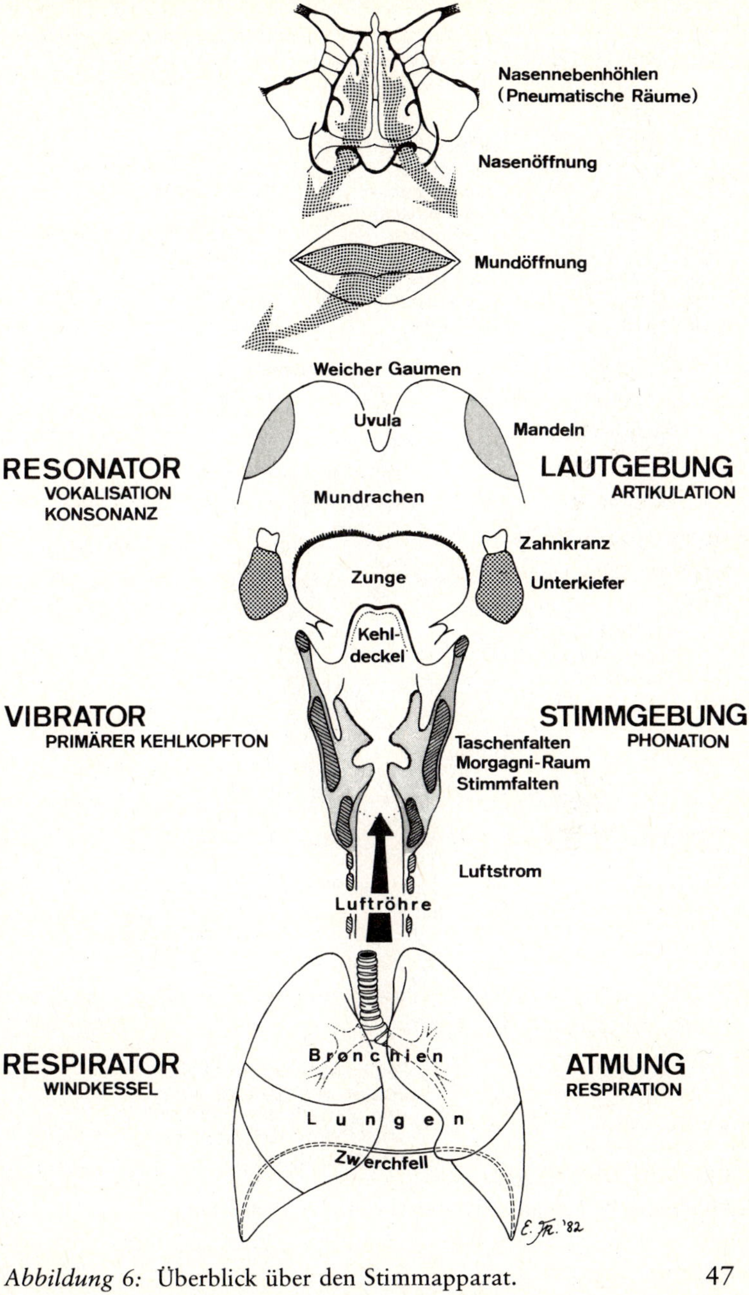

Abbildung 6: Überblick über den Stimmapparat.

SCHEMA DES «STIMM- UND SPRECHORGANS»

-3-

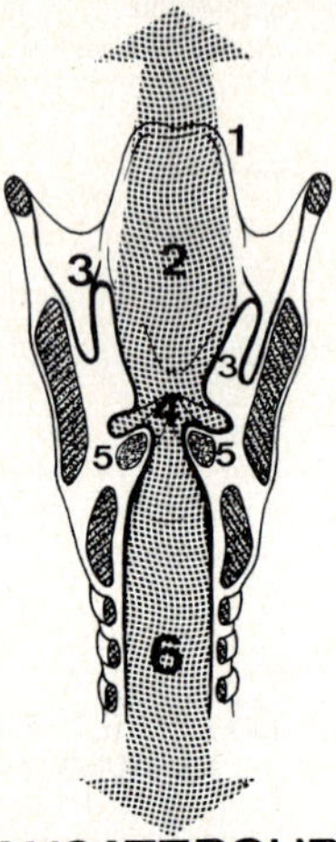

Kehlkopf von hinten

1 Kehldeckel
2 Kehlkopfrachen
3 Taschenfalten
4 Stimmfalten (in Atmungsstellung)
5 Musculus vocalis (Stimmbandmuskel)
6 Luftröhre

Luftweg

1 Lippen und Zahnreihen
2 Nasenräume
3 Zunge
4 Zäpfchen, weicher Gaumen
5 Kehldeckel
6 Luftröhre
7 Bronchien
8 Lungen
9 Zwerchfell

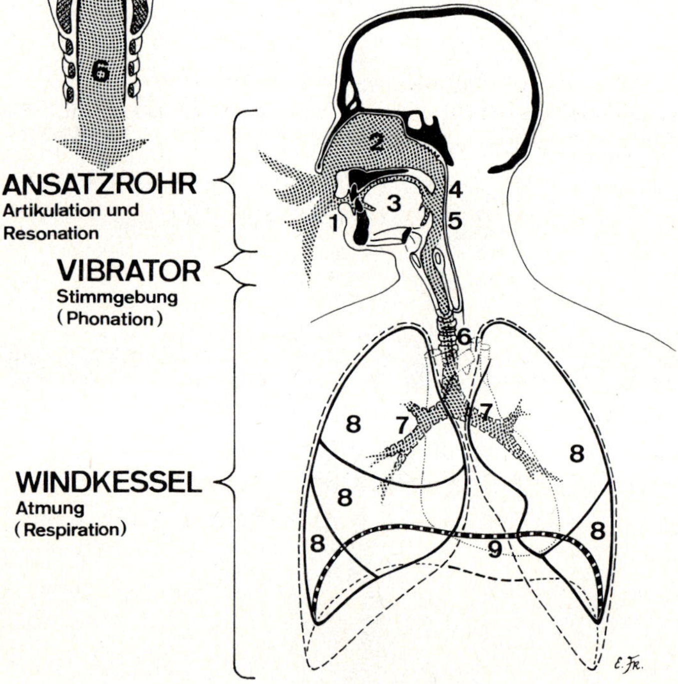

Die gestrichelten Linien zeigen die Ausdehnung von Brustkorb, Flanken und Zwerchfell bei der Einatmung an.

Abbildung 7: Schema des «Stimm- und Sprechorgans»

Stimmtherapie ist – wie man mit Recht sagen hört – eine **Kunst**, die einen hohen Grad an Sensibilität, Einfühlsamkeit und Phantasie vom Auszuübenden verlangt. Bekanntlich kommt Kunst aber vom Können – das besagt auf unser Thema gemünzt: gründliche Kenntnis der Anatomie und Physiologie des Stimmorgans.

Vorläufiges Fazit: Wer als Adept einer «reinen Atemlehre» Stimm-Wunder erwartet oder sich als Entspannungs-Guru geriert, wird ebenso enttäuscht werden wie der seelenlose Artikulationspauker, der sich vom forcierten Zungentraining das Heil der kranken Stimme verspricht.

Stimme ist immer mehr als ein Teiltraining. Stimme ist das Produkt von

Haltung und Verhalten
Tonus und Ton
Stimme und Stimmung

Wie die Heiserkeit – das hervorstechende Symptom einer Stimmerkrankung entsteht

Eine gedrängte Übersicht typischer Störungsbilder mit Kurzhinweisen auf die Behandlung

Als Ursache einer Heiserkeit liegt die Fehlatmung nicht an erster Stelle, das haben wir klargestellt. Häufiger entsteht Heiserkeit durch eine organische Schädigung auf der Ebene der Stimmritze. Für die Reinheit des abgestrahlten Schalls (primärer Kehlkopfklang) ist das Schwingungsverhalten der Stimmfalten von Bedeutung. Jede Gewebs- und damit Massenveränderung an ihnen führt zu einem unregelmäßigen, zeitlich verschobenen Schwingungsmodus, der die Stimme hauchig oder knarrend macht. Der organisch bedingten Veränderung und dem infolgedessen abnormen Funktionsverhalten der Stimmritze müssen wir also besondere Aufmerksamkeit zuwenden. Bevor eine Funktionsstörung behandelt wird, muß immer ausgeschlossen sein, daß ihr keine organischen Befunde zugrunde liegen.

Nicht selten tritt Heiserkeit in Begleitung oder Nachfolge eines **Infekts der oberen Luftwege** auf. Meist ein banaler Schnupfen, der absteigend von der Nase zum Rachen auch die empfindlichen Schleimhäute des Kehlkopfes befällt. Im Hals wird ein störendes Fremdkörpergefühl verspürt, ein Brennen und

Kratzen. Die Stimme gehorcht uns nicht mehr in gewohnter Weise und klingt uns und anderen fremd: wir sind heiser! Der Grad der *Heiserkeit* schwankt wie unser Allgemeinbefinden. Die Entzündung läuft mit und ohne Fieber ab. Der Arzt stellt die Diagnose: Erkältungs- oder grippaler Infekt bzw. Laryngitis, wenn Heiserkeit auf- bzw. hinzutritt. Die Infektion kann sich auch isoliert am Kehlkopf abspielen und aufsteigend von einer Bronchitis her entwickeln.

Eine **Laryngitis** *(Kehlkopfentzündung)* verläuft im allgemeinen komplikationslos. Die Heiserkeit kann sich 8 bis 14 Tage und auch länger hinziehen. Nach 4 Wochen anhaltender Heiserkeit sollte ein HNO-Arzt aufgesucht werden.

Die Schwere des Krankheitsbildes bestimmt die *Behandlung:* Vitamin-C-Stoß, Lutschtabletten, Gurgelmittel, Nasentropfen, Inhalationen, Rotlicht-Bestrahlungen, Mikrowellen-Durchflutungen; in hartnäckigen und hochfieberhaften Fällen, wo neben dem Virus-Befall eine bakterielle Invasion hinzukommt, auch einmal Antibiotika und fiebersenkende und schmerzstillende Tabletten (Grippe-Mittel). Die Verordnung ist Sache des Arztes.

Allerdings können bewährte Hausmittel, besonders zu Beginn der Erkrankung, den Infekt kupieren bzw. zur rascheren Genesung beitragen: Umwickeln des Halses mit einem Wollschal, Prießnitz-Umschläge (feuchtkalt unter Wollumhüllung), Dampfinhalationen mit Kamillen-Extrakt oder Sole, Schwitzpackungen, Bettruhe. Das Rauchen ist einzustellen und der Aufenthalt in verräucherten und staubigen Räumen zu vermeiden. Leichte Kost.

Die Laryngitis, primär oder sekundär entstanden, heilt in der überwiegenden Zahl der Fälle ohne Folgen aus. Sie kann aber eine funktionelle Dysphonie auslösen, wie wir noch hören werden, und in eine chronische Form übergehen.

Das Hauptsymptom der **chronischen Laryngitis** ist *Heiserkeit* neben Trockenheitsgefühl, Brennen und Kratzen im Hals,

Fremdkörperempfinden (Globusgefühl), Schleimvermehrung, Räuspern, Reizhusten. Das Allgemeinbefinden ist in der Regel nicht beeinträchtigt.

Es wird eine *trockene* und *hyperplastische* Form unterschieden. Bei ersterer bedecken Krusten und zähes Sekret die Schleimhäute von Larynx und Stimmritze, – für die Patienten sehr unangenehm und schwierig, oft nur lindernd zu behandeln.

Die **hyperplastische Laryngitis** geht mit Verdickungen des Stimmbandgewebes einher. Durch häufige Infektionen, äußere Reizstoffe (Rauch, Industrieabgase), übermäßigen Stimmgebrauch kommt es zu einer Art von Schwielenbildung. Das verdickt aufgelockerte Gewebe ist besonders anfällig für Keimansiedlungen. So schließt sich ein «organischer» Teufelskreis: auf wiederholte Entzündungen reagiert das geschädigte Gewebe mit weiteren Auswucherungen. Bei der Spiegeluntersuchung erkennt der Betrachter unregelmäßige, durch Gewebswasservermehrung aufgetriebene Stimmlippenränder. Die Stimmlippen sind gerötet; in fortgeschrittenen Fällen vermitteln sie den Eindruck wunden, rohen Fleisches. Die Schwingungen sind unregelmäßig, der Stimmschluß unvollkommen. Die undichte, heisere Stimme zwingt zu verstärkten muskulären Anstrengungen, das wiederum schädigt die Gewebsstruktur und -funktion. Die Heiserkeit nimmt zu – zum «organischen» gesellt sich ein «funktioneller Teufelskreis».

Die *Behandlung* ist langwierig. Neben den bei der akuten Laryngitis gebräuchlichen Präparaten wirken entzündungshemmende, abschwellende Medikamente günstig: Cortisonderivate, Tanderil®, Tantum®.

Bei ausgeprägten Formen geht man chirurgisch vor. Die *Mikrochirurgie des Kehlkopfes* erlaubt es ohne größeres Risiko in Vollnarkose das überschüssige (hyperplastische) Gewebe abzutragen. Die Stimmlippenränder werden glatt geschält *(Dekortikation)*. Der Arzt stellt die Anzeige für ein solches Vorgehen. Er darf niemals versäumen, einen Stimmtherapeuten (Logopäden) für die Nachbehandlung einzuschalten. Nur dann ist die Gewähr gegeben, daß der Patient die zugrundeliegenden Verspannungen im Hals- und Kehlkopfbereich abbauen lernt. Andernfalls ist die Rezidivgefahr (das Wiederauftreten des chronifizierten Leidens) groß.

Nicht selten kommen Patienten in die Sprechstunde des Stimmarztes (Phoniater), die über *Heiserkeit* unmittelbar im Anschluß an eine Operation klagen. Dabei spielt es keine Rolle, ob es ein einfacher oder komplizierter Eingriff war oder welches Organ operiert wurde, eher fällt die zeitliche Dauer des Eingriffes ins Gewicht, – ausschlaggebend ist die Narkoseart.

Bei *Intubationsnarkosen* wird zum ungehinderten Luftaustausch ein Tubus (halbstarres Rohr) in die Luftröhre eingeführt. Die Stimmfalten werden dadurch auseinandergespreizt und seitlich zusammengedrückt. Wie schonend der Narkosearzt die Prozedur auch immer ausführen mag, er wird es nicht verhindern können, daß bei überempfindlich reagierendem Schleimhautgewebe Schwellungen an den Stimmbändern auftreten. Nach dem Erwachen aus der Narkose verspürt der Patient ein Fremdkörpergefühl im Hals. Seine Stimme klingt «verschleimt», belegt, heiser. In der Regel bilden sich diese Erscheinungen in Kürze zurück. Der eingeführte Tubus kann aber auch durch Scheuer- und Reibebewegungen bei der Atmung kleine Verletzungen der Schleimhaut (Mikroläsionen) hervorrufen. Durch überschießende Gewebsreaktionen, bekannt als «wildes Fleisch», bilden sich Granulome – **Intubationsgranulome.**

Eine konservative *Behandlung* tritt an die zweite Stelle; das gilt für die Rezeptur abschwellender, entzündungshemmender Medikamente und für die Durchführung eines Stimmtrainings. Man zieht – selbstverständlich nach endoskopischer Untersuchung – ein chirurgisches Vorgehen vor und trägt das überschießende, wuchernde Gewebe ab. Allerdings können sich auch nach sorgfältigem Präparieren die Granulome nach kurzer

Zeit wiederbilden. Das ist, wenn es gar mehrmals vorkommt, unangenehm und enervierend für den Patienten, kann aber kaum dem Chirurgen angelastet werden. Die Neuentstehung dieser Gewebsanhänge geht von feinsten Ritzen oder Schwielen der Schleimhaut aus, die während der Operation nicht auszumachen sind.

Darum ist die Zusammenarbeit des Operateurs mit einem Stimmtherapeuten (Logopäden) unentbehrlich. Es ist geradezu ein Kunstfehler, wenn der behandelnde Arzt nicht ausdrücklich auf die logopädische **Nach**behandlung (mitunter ist auch eine **Vor**behandlung nötig) bei operativen Eingriffen besteht.

Heiserkeit bei Kindern ist meist auf eine verschriene Stimme zurückzuführen. Im Abschnitt über die funktionellen Stimmstörungen werden wir darauf zurückkommen. Die Stimmlippen sehen dann spindelförmig aufgetrieben aus, in ganzer Länge oder an umschriebener Stelle. Wir sprechen von Stimmbandknötchen oder Schreiknötchen und machen damit sogleich eine Aussage über die Ursache und relative Harmlosigkeit des Befundes. Eine ernstere Form von kindlicher Heiserkeit ist die **Kehlkopfpapillomatose.** Der Papillomrasen, d.h. die Auswucherung der «Schleimhautwarzen», hervorgerufen durch eine Virusinfektion, breitet sich über die Stimmbänder und Kehlkopfschleimhaut aus. Bei ausuferndem Wachstum mit Luftnot infolge Verstopfung der Luftröhre ist auch einmal die Tracheotomie (Luftröhrenschnitt) notwendig.

Auch diese Gewebsüberschüsse müssen – nicht selten wiederholt – chirurgisch abgetragen werden. Arzneimittel (Podophyllin) haben keine besseren Ergebnisse erzielt.

Das *Papillom* kommt auch (seltener) bei *Erwachsenen* vor. Heiserkeit ist wiederum das Leitsymptom, Luftnot kann ebenso zum raschen operativen Eingreifen zwingen. Alle Fälle müssen in ärztlicher Kontrolle bleiben, weil eine *bösartige Entartung* nicht auszuschließen ist.

Genauso selbstverständlich sollte die logopädische Beratung

und Betreuung sein. Sie kann verhindern, daß die organisch bedingte Schädigung ein funktionell überschießendes Fehlverhalten nach sich zieht. Stimmhygiene – das hat sich auch in Fachkreisen noch nicht ausreichend herumgesprochen – ist gerade auch bei somatischen Stimmleiden ein psychologischer Heilfaktor.

Nicht wenige kommen zum Arzt, weil sie in der Furcht leben, daß sich hinter ihrer *länger anhaltenden Heiserkeit* und den unbestimmten Halsschmerzen ein ernsteres Leiden, ein *Kehlkopfkrebs* verbirgt. Der Facharzt wird den Befund erheben und gegebenenfalls klarstellen, daß die Heiserkeit eine harmlose Ursache hat. Diagnostiziert er aber ein bösartiges Gewächs am Kehlkopf, dann obliegt ihm die Verantwortung für weitere Maßnahmen. Den meisten Patienten kann er beruhigend mitteilen, daß sie gute Chancen haben.

Bei den bisher besprochenen Störungs- und Krankheitsbildern war Heiserkeit, eine belegte Stimme, das vorrangige Erkennungszeichen, so auch beim Kehlkopfkrebs. In allen Fällen haben wir das Symptom Heiserkeit ernst genommen und unterstrichen, daß jedes Stimmversagen – vom Anflug einer Heiserkeit bis zum völligen Stimmverlust – ärztlicherseits befundet werden muß.

Keine logopädische (stimmtherapeutische) Behandlung darf ohne fachärztliche Diagnose und Kontrolle begonnen und weitergeführt werden.

Dies ist unabdingbar, weil das Warnzeichen Heiserkeit lebenserhaltend sein kann.

Hier sollten nicht Einzelheiten des medizinisch-chirurgischen Vorgehens bei der bösartigen Geschwulsterkrankung am Kehlkopf beschrieben werden. Es kommt darauf an, heisere Patienten vor Nachlässigkeit oder Fluchtreaktion (Kopf-in-den-Sand-stecken) zu bewahren. Heiserkeit tut ja nicht weh. Wer aber rechtzeitig zum Arzt geht, hat die besten Chancen, daß die «Bösartigkeit» aus seinem Körper entfernt wird. Wir können dieses dunkle Kapitel mit einem Lichtblick aufhellen: Die rechtzeitige Erkennung des Kehlkopfkrebses erhält nicht nur das Leben – trotz völliger Herausnahme des Stimmgebungsorgans ist auch nach der Operation ein *Ersatz der Stimmfunktion* möglich.

Dazu eine kurze Erklärung: Wir erinnern uns, daß für die Klangerzeugung drei Faktoren maßgebend waren: ein Luftgenerator (Blasebalg), ein Schwingapparat und Resonanzräume. Von diesen Voraussetzungen der Stimmproduktion bleibt nach totaler Entfernung des Kehlkopfes *(Laryngektomie)* nur noch der Resonanzraum erhalten. Der Schwingapparat muß aufgrund seiner krebsigen Entartung entfernt werden und die Lungen können in ihrer Blasebalgfunktion nicht mehr eingesetzt werden, weil der Luftstrom über einen künstlich angelegten Ausgang in der Mitte des Halses (Tracheostoma) einen neuen Weg gefunden hat.

Geradeso, als hätte die Natur für diesen Ausfall vorgesorgt, können sich die *Kehlkopflosen* (Laryngektomierten) eines anderen Luftreservoirs bedienen, der elastisch nachgiebigen Speiseröhre. Ein glücklicher Umstand befördert diese Umgewöhnung. Den Eingang zur Speiseröhre (Oesophagus) umschließt ein ringförmiger Muskel (Sphinkter). Er sorgt für den Verschluß der Speiseröhre, wenn nicht gerade ein Bissen heruntergeschluckt werden muß. Dieser Ringmuskel, der vom Abzweig eines Nerven versorgt wird, von dem auch der Kehlkopfnerv seinen Ursprung nimmt, kann durch die aus der Speiseröhre herausgedrückte Luft in Schwingungen versetzt werden. Diese werden in das Ansatzrohr (Rachen, Mund, Nase) weitergeleitet und dort in gewohnter Weise in Sprachlaute transformiert. Der Vorgang ist uns akustisch vergröbert als Rülpsen bekannt. So spricht man beim Erlernen der *Ersatzstimme (Oesophagusstimme)* vom *Rülpslaut (Ruktus)*.

Anbildung und Kontrolle liegen in stimmärztlicher (phoniatrischer) und logopädischer Hand. Später, wenn die neue Stimmführung sicher geworden und die psychische Stabilität wiedergewonnen wurde (die Aussicht, die Stimme und damit die Mitteilungsfähigkeit zu verlieren, ist für den Patienten meist schockierender als die vitalen Gefahren der Krebserkrankung), treten die Betroffenen gern den regionalen Clubs der Kehlkopflosen bei, wo Selbsthilfe-Aktivitäten gefragt sind. Die Chancen, den Kehlkopfkrebs zu überstehen, sind also keineswegs gering.

Bei den zuletzt geschilderten Fällen müssen die Vorwarnungen – Heiserwerden, Schluckbeschwerden – sehr ernst genommen werden. Nun gibt es aber in der Mehrzahl *harmlose* Störungen und Krankheiten mit ähnlicher Symptomatik. Dennoch kann man es den Leuten nicht verübeln, daß sie das Schlimmste vermuten, wenn sie Druck- oder Kloßgefühl im Hals verspüren, wenn die Stimme an Glanz und Kraft verliert, wenn sie von Räusperzwang und Hüsteln gequält werden. So richtig die Überlegung ist, einen Arzt aufzusuchen, der durch die Diagnose die bange Ungewißheit beseitigen kann – so falsch ist die nicht selten zu beobachtende Folgeweise, trotz abgeklärter und als gutartig erwiesener Befunderhebung von Arzt zu Arzt zu laufen, in der Furcht, daß sich doch noch etwas Ernsteres dahinter verbergen könnte.

Man bezeichnet diese bohrende Sorge als Krebsfurcht (Carcinophobie). Sie ist weit verbreitet und steht uns nicht selten im Wege bei der Verschreibung von Stimmübungsbehandlungen, wenn nämlich ein Patient partout nicht davon zu überzeugen ist, daß seine Heiserkeit nicht durch Skalpell und Bestrahlungen kuriert werden kann.

Eine ähnliche Einstellung – die Sorge, daß etwas verharmlost wird – finden wir bei Patienten mit **Nervenlähmungen am Kehlkopf.**

In der Tat kann es auch bei jüngeren Jahrgängen aus heiterem Himmel heraus und damit um so beängstigender zu einer *akuten Heiserkeit* kommen. Die Stimme läßt sich plötzlich nicht mehr steuern, klingt merkwürdig scheppernd, doppeltönig und ermüdet rasch. Für den Fachmann ist der gestörte Klang typisch. Er kann meist auf Anhieb heraushören, daß es sich um eine **Lähmung des Nervus recurrens** (Rekurrenslähmung) handelt. In der Regel ist *ein* Stimmband gelähmt. Es bewegt sich dann nicht mehr zur Mittenposition, wo beide Stimmfalten zusammen schwingen. Die Stimmritze bleibt einseitig geöffnet, die Luft strömt widerstandslos hindurch. Die Stimme klingt verhaucht, kraftlos. Was wunder, daß die so unvermutet auftretende Stimmveränderung den Patienten verstört, zumal er sich meist in den besten Jahren seines Lebens befindet.

Die Medizin vermutet, daß ein infektiöses Geschehen, ein rheumatischer Prozeß, dahintersteckt. (Auf ähnlich überraschende Weise stellen sich ja Gesichtslähmungen (Fazialisparesen) ein mit einseitigem Schiefstand des Gesichts, wo die befallene Seite leblos, starr wirkt und die Lippe zur gelähmten Seite herabhängt.) Beide nervalen Ausfälle erschrecken durch den blitzartigen Befall, aber auch durch die ungewisse Voraussage, wann und ob eine Heilung erfolgt.

Dem Arzt bleibt die Fürsorge. Er wird entzündungshemmende, gewebsentwässernde Medikamente verschreiben und eine logopädische Übungs-, gegebenenfalls Elektrobehandlung verordnen. Eigenhilfe hat bei organisch bedingten Stimmstörungen nur Sinn, wenn der behandelnde Logopäde das Übungskonzept überwacht. Bei den «rheumatischen» (idiopathischen) Lähmungen kann es noch nach Monaten zu einer spontanen Erholung kommen. Ein aktivierendes Stimmtraining muß in jedem Fall eingeleitet werden.

Weniger überraschend wie bei der idiopathischen, d.h. ohne erkennbare Ursachen auftretenden **Rekurrensparese** kann **nach**

Schilddrüsenoperationen, besonders bei Zweiteingriffen, eine Kehlkopflähmung mit der gleichen Symptomatik imponieren wie die oben geschilderte. Nach dem Erwachen aus der Narkose bemerkt der Patient, daß er seine Stimme nicht mehr kraftvoll einsetzen kann. Er bemüht sich zu rufen, aber es gelingt ihm nicht.

Sobald der Facharzt durch Spiegeluntersuchung festgestellt hat, daß eine Lähmung vorliegt, die Stimmschwäche also nicht Ausdruck eines allgemeinen Brachliegens der Körperkräfte ist, muß eine sofortige logopädische Übungsbehandlung eingeleitet werden, die auf den kompensatorischen Anschluß des gesunden Stimmbandes an das gelähmte zielt.

Der Logopäde setzt bevorzugt *Kraftübungen* ein. Der Patient wird aufgefordert, Verschlußlaute mit nachfolgendem Vokal zu gebrauchen:

pa – pe – pi – po – pu, ta – te – ti – to – tu, ka – ke – ki – ko – ku,
pa – ta – ka, pa – ta – ke, pa – ta – ki,
pa – ta – ko, pa – ta – ku usf.

Gleichzeitig mit dem prononcierten Aussprechen dieser Laute werden die zur Faust geballten Hände kräftig an den Körperseiten heruntergestoßen. Die *Stoßübungen* eignen sich gut für ein häusliches Übungsprogramm.

In vielen Fällen gelingt es, die gestörte Simme bei Rekurrensparesen konservativ d.h. durch Übungsbehandlung, ggf. mit Unterstützung einer ärztlich verordneten Elektrotherapie zu rehabilitieren. Nur vereinzelt wird man dazu raten müssen, eine unvollständige Kompensation durch Einpflanzen eines Knochen- oder Knorpelspans oder durch die Injektion eines zähen Teflon-Breis in das gelähmte Stimmband auf mechanische Weise zu korrigieren. Diese Prozedur sollte älteren, stimmtherapeutisch vernachlässigten Fällen überlassen bleiben. Bei länger bestehender Kehlkopfnervenlähmung kommt es nämlich zur Atrophie der gelähmten Stimmfalte, die sich infolge Gewebsschrumpfung verkürzt und exkaviert. Die Stimmlippe hängt dann wie eingebeutelt nach innen. Es ist verständlich, daß der Anschluß der nichtgelähmten Stimmlippe nicht mehr gelingt.

Sehr selten und meist nach wiederholten Operationen an der Schilddrüse tritt eine **doppelseitige Kehlkopfnervenlähmung** auf. Die *hochgradige Atemnot* verlangt rasches ärztliches Handeln. Ein Luftröhrenschnitt ist meist unumgänglich. Die Stimme – jedenfalls die Konversationsstimme – ist wenig betroffen, was sich leicht aus der Schluß- bzw. Phonationsstellung der Stimmlippen erklärt.

Logopädische Hilfe ist erst gefragt, wenn, um die Atemnot zu beseitigen, das eine Stimmband seitlich an den Rand des Kehlkopfknorpels fixiert werden muß und damit der Zustand einer einseitigen Lähmung artifiziell geschaffen wird. Es kann hier der seltene Fall eintreten, daß man bei der überaus verhauchten Stimme auf die Erlernung einer sogenannten *künstlichen Taschenfaltenstimme* zurückgreifen muß. Die Aktion der oberhalb der Stimmlippen gelegenen Taschenfalten, die neben ihrer Sphinkterfunktion mit ihren eingelagerten Drüsen dafür zu sorgen haben, daß die Schleimhaut des Kehlkopfes und die Stimmlippen ausreichend befeuchtet werden, – wird dann mit Kraft- und Stoßübungen künstlich so angetrieben, daß sie sich der Mittellinie nähern und den Schwingungsvorgang für die Stimmfalten stellvertretend übernehmen.

Eine Stimmstörung, die ebenfalls selten ist, aber in Sprechberufen, vor allem bei Sängern sich unangenehm bemerkbar macht, ist die **Lähmung des oberen Astes des Kehlkopfnerven.**

Dazu eine Erläuterung: Auf beiden Seiten des Körpers – von der Schädelbasis bis in den Brustraum hinein und wieder zurück verlaufend – sorgen die Kehlkopfnerven dafür, daß die Muskeln zur Öffnung und Schließung der Stimmritze aktiviert werden. Von diesen Nerven teilen sich zwei obere Äste ab. Diese (Nervus laryngeus superior) innervieren die Schleimhäute des Kehlkopfes. Ihre Aufgabe ist die sensibler Wachposten, die mit Hustenstößen reagieren, wenn etwas in die «falsche Kehle» gerät. Daneben tragen sie Verantwortung für einen einzigen Kehlkopfmuskel (alle übrigen werden nämlich von den unteren Kehlkopfnerven versorgt), der die Stimmbänder beim Schwingungsvorgang zusätzlich strafft. Gemeint ist der Musculus cricothyreoideus, ausgespannt zwischen Ring- und Schildknorpel. Fällt er aus, was zum Glück selten geschieht, meist durch Verletzung, dann gelingt es nicht mehr, in die Höhe zu singen. Der Stimmklang wird undicht. Es machen sich Empfindungsstörungen bemerkbar. Die Sensibilität der Schleimhaut ist aufgehoben. Damit fällt ein feines Anzeigeinstrument beim Singen und auch beim Sprechen aus. Sänger werden davon hart betroffen.

Bei infektiösen, entzündlichen Ursachen dieser Lähmung bleibt die Hoffnung, daß sie sich wieder zurückbildet. Dennoch muß ein intensives Stimmtraining unverzüglich begonnen werden, unterstützt durch Massagen der äußeren Kehlkopf- und Halsmuskulatur.

Abgesehen von den mit Heiserkeit unglücklich ausgehenden operativen Eingriffen an der Schilddrüse kann durch hormonelle Über- oder Unterfunktion eine Stimmschädigung hervorgerufen werden. Die **hormonellen Stimmstörungen** sind ein weites Feld, das nur mit Hilfe des Arztes betreten werden sollte. Dieser wird entscheiden, wie weit neben einer medikamentösen Substitutionsbehandlung zusätzlich eine Stimmübungstherapie hilfreich ist. Ein rauher, belegter bis heiserer Stimmklang ist auch hier das Leitsymptom.

Heiser wird die Stimme auch, wenn auf den Kehlkopf eine *stumpfe Gewalt* einwirkt, so beim Würgen oder bei Verkehrsunfällen. Hier wie auch bei *scharfen Verletzungen* zwingen Atemnot, Blutung, Schock dazu, den Arzt aufzusuchen. Der Logopäde wird erst nach Abklingen der lebensbedrohenden Erscheinungen hinzugezogen werden. Die Therapie richtet sich danach welche Verletzungsfolgen bleiben. Ähnlich steht es mit Verbrühungen, Verätzungen und Fremdkörpereinwirkungen im Kehlkopf.

Die «verkannte» Heiserkeit

Ein Plädoyer für die Kenntnisnahme funktioneller Stimmstörungen

Bei allen bisher vorgestellten Affektionen mit Heiserkeit als Leitsymptom konnten wir davon ausgehen, daß sie ernst genommen werden und ihr Krankheitswert zuverlässig eingeschätzt wird. Man hört nicht nur, daß mit der Stimme etwas nicht in Ordnung ist, der Arzt sieht auch mittels Spiegeluntersuchungen einen Organbefund.

Dagegen werden die *funktionellen Stimmstörungen,* wo meist erst – wenn überhaupt – im Spätstadium organische Veränderungen nachfolgen, weitgehend unterschätzt. Sie werden als zu leicht befunden – eine medizinische Aufklärungsarbeit muß erst noch stattfinden!

Das hängt wohl auch damit zusammen, daß die Symptomatik – an erster Stelle *Heiserkeit* – anfangs wenig ausgeprägt ist und oft erst nach andauernder Stimmbelastung hörbar wird. Stärker beunruhigt, daß die *Stimme* auffallend rasch *ermüdet,* auch bei gewöhnlicher täglicher Sprechleistung. Man hat das Gefühl, daß ein *Fremdkörper im Hals* steckt. Man spürt *zähen Schleim* auf den Stimmbändern, den man durch ständiges *Räuspern* ablösen möchte. Aber nicht nur die Stimme ist müde, man fühlt sich *allgemein abgespannt,* lustlos.

Treffen diese Zeichen bestimmten und unbestimmten Unwohlseins *Angehörige eines Sprechberufes* – Lehrer, Dozent, Pfarrer, Rechtsanwalt, Handelsvertreter, Manager, Verkäufer,

Politiker, Gewerkschaftsfunktionär, Hausfrau mit Kindern u. a. –, dann senkt die «ermattete», schwache Stimme ziemlich rasch auch die Stimmungslage. Mit dem eingeschränkten Spielraum freien ungehinderten Sprechens wächst auch die Angst um die berufliche Existenz und schnürt die »Kehle« nur noch enger zu.

Diese Schilderung dramatisiert nicht. So oder ähnlich beginnen und verlaufen nach allen uns vorliegenden Berichten die funktionellen Dysphonien. Während aber die sichtbaren Veränderungen im Kehlkopfbereich mit großer Sorgfalt untersucht, behandelt und kontrolliert werden, meint man den funktionellen Leiden weniger Aufmerksamkeit schenken zu müssen. Das ergibt sich einmal aus der geringen Zahl der Ärzte, die sich speziell um dieses Patientengut kümmert. Spiegelt aber auch die tiefverwurzelte medizinische Einstellung wider, wonach in der Hierarchie der Krankheiten funktionelle Leiden eine niedrigere Stufe einnehmen. Dabei weiß man seit langem, daß mindestens bei 30% der Patienten einer Arztpraxis Funktionsstörungen zu diagnostizieren sind.

Wir haben uns vorgenommen, der Besprechung und Erläuterung der funktionellen Dysphonien, die den klassischen Fall einer psychosomatischen Störung darstellen, einen vorderen Rang einzuräumen, was nach Häufigkeit des Auftretens und Schwere des Leidensdrucks nur gerechtfertigt ist. (Abb. 8)

> Für jeden Berufssprecher und Gesangskünstler ist die Erkennung und spezifische Therapie einer funktionellen Störung an der Stimme von berufserhaltender Bedeutung.

Diese Broschüre wäre nicht geschrieben worden, wenn der Autor nicht über Jahrzehnte hinweg in Erfahrung gebracht hätte, daß die funktionelle Heiserkeit von Patient und Arzt falsch eingeschätzt bzw. unterschätzt wird. Am Anfang und während

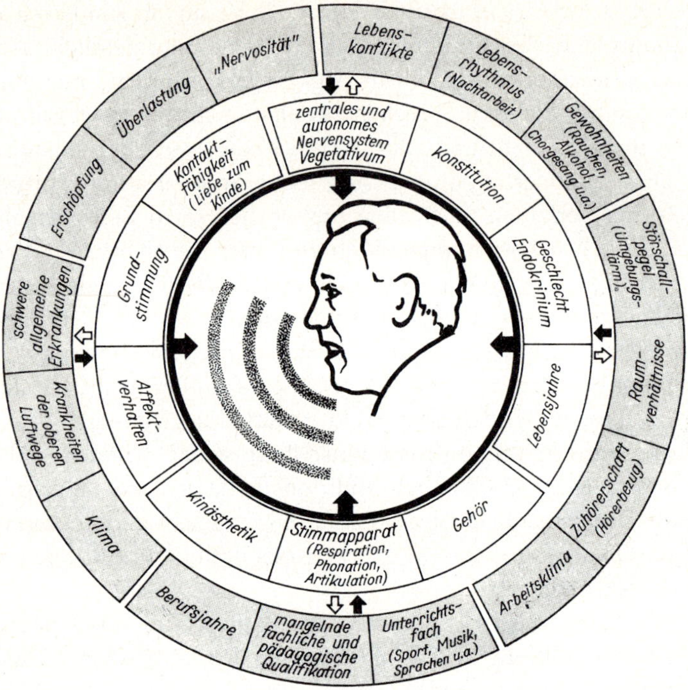

Abbildung 8: Störfaktoren aus dem «inneren» und «äußeren Milieu», die eine Stimmerkrankung bewirken können.

längerer Behandlungsperioden wird in nicht wenigen Fällen davon ausgegangen, daß es sich bei der belegten, heiseren, rasch ermüdenden Stimme um die Folge eines Entzündungszustandes handelt. Darum ist es nur verständlich, daß man sich gängiger Mittel wie Sole-Inhalationen, Gurgelwasser und Lutschtabletten bedient, gelegentlich auch Antibiotika einsetzt. Nun ist gar nicht zu bestreiten, daß bei funktionellen Stimmleiden wie bei entzündlichen Affektionen die Stimmfalten gerötet, aufgequollen, verdickt aussehen können. Auch lehrt die Erfahrung, daß Entzündungen am Kehlkopf eine Funktionsschwäche der Stimme auslösen können. Besonders, wenn nach einem akuten Erkältungsinfekt der oberen Luftwege die Stimme nicht genügend geschont wurde. Gerade Pädagogen neigen dazu, solche «grippalen Infekte» zu leicht zu nehmen. Sie unterrichten weiter – die Stimmbänder tun ja nicht weh (leider!). Allenfalls spürt man ein Unbehagen im Hals. Mit dieser »berufsheroischen« Einstellung treibt man aber Raubbau an der Stimme, die gerade für den Lehrer ein unentbehrliches Werkzeug ist.

> In einem Sprechberuf müssen banale Erkältungen, vor allem wenn sie mit Heiserkeit einhergehen, in jedem Fall ernst genommen werden; sie können Funktionsstörungen der Stimme auslösen mit einer langandauernden Leidensgeschichte bei ständiger Gefahr, den Beruf wegen Stimmversagen aufgeben zu müssen.

Haben wir bei einer Entzündung (Infekt der oberen Luftwege) noch merkbare Warnzeichen für Krankheit und Chronischwerden – so gibt es eine ganze Reihe nicht so deutlich erkennbarer Zeichen, die uns die beginnende Funktionsstörung übersehen lassen können. Dazu gehört die ungewohnt rasche *Stimmermüdung*. Der Lehrer bemerkt nach der 2. oder 3. Unterrichtsstunde, daß es ihm nicht mehr gelingt, die Aufmerksamkeit der Klasse zu fesseln. Es ist, als ob plötzlich ein unsichtbares Band zwischen Lehrer und Schüler zerschnitten wurde. Um das Kommunikationsloch aufzufüllen, treibt der Pädagoge die Stimme in die Höhe, bemüht er sich, lauter zu sprechen – und macht damit alles nur noch schlimmer! Die Stimme scheppert, bricht ab. Die Töne rutschen nach oben oder unten aus. Die Sprechmelodie verarmt (Monotonie). Sprechabsicht und Stimmführung weichen auseinander. Auch in den freien Stunden stellen sich Mißempfindung und Schmerzen im Hals ein. Das ist der Tiefpunkt. Der Lehrer gibt auf, er schont die Stimme, beginnt auf schriftliche Unterrichtung auszuweichen. Die *Angst vor dem Versagen* steigert das Stimmübel noch. – Die leistungsschwache Stimme ist wie ein Auto, das ständig mit angezogenen Bremsen fährt.

Was wir von einem *Lehrer* berichtet haben, kann sich unter anderen Bedingungen, mit der gleichen Unausweichlichkeit, in anderen Sprechberufen ereignen. Es ist leidensmäßig identisch. Wir kennen den *Manager,* dem es schon im Gedanken an die bevorstehende Vorstandssitzung den Hals zuschnürt, weil er aus böser Erfahrung weiß, daß er sein Referat nicht durchhalten wird. Die Kehle trocknet aus. Die Stimme kickst über. Die besorgt fragenden Blicke seiner Zuhörer machen ihn den Inhalt seines Vortrages vergessen. Er hört sich nur noch selbst zu und empfindet dabei *Abneigung und Furcht vor der eigenen Stimme.*

Es sind mehr als ein Mann oder eine Frau (Sekretärin) aus den Vorstandsetagen, die nach langer Irrfahrt durch ärztliche und nichtärztliche Behandlungsstellen mit dem Stigma der chronischen Kehlkopfentzündung bei einem Stimmarzt (Phoniater) landen, der ihnen dann klipp und klar erklären muß, daß der mißbrauchte, überstrapazierte, falsch angesetzte Funktionsmodus die Wurzel allen Stimmübels ist.

Wir können eine lange Liste betroffener Berufe aufstellen. Der verzweifelte, zunehmend ins Schweigen flüchtende Hochschulprofessor zählt ebenso dazu wie der übellaunige Verkäufer, der maulfaul sein Desinteresse am Verkauf herauszustellen scheint. Der Arbeiter aus dem Lärmbetrieb, der einen Schallschutz trägt, um dem Lärmschaden vorzubeugen, dessen Stimme aber so verschrien ist, daß ihm abends im Familien- oder Freundeskreis zur Verständigung nur noch Gesten und Mimik übrig bleiben. Die Hausfrau und Mutter, die sich stimmlich überanstrengt, um die Kinder bei Raison zu halten und wo am Ende nach Jahren des Mißbrauchs eine verkrächzte oder verhauchte Stimme steht. Oder das ältere Ehepaar – der schwerhörige Mann und die heisere Frau: vom Arzt wurde ihr die Diagnose «Chronische Kehlkopfentzündung» etikettiert, obwohl sie nicht sonderlich oft und schwer erkältet gewesen ist. Aber sie schimpft unentwegt mit erhobener und aufgepeitschter Stimme über den «Alten», der sie so schlecht verstehen kann.

Nochmals: Es geht nicht um die Dramatisierung oder Demonstration von Banalitäten. Es muß aber deutlich werden, daß der nicht korrekte und übermäßige Stimmgebrauch Heiserkeit provoziert. Ein Verkennen der Ursache, das Verwechseln von Funktionsschaden und Entzündungsfolge lenkt die Behandlung in eine falsche, unangemessene Richtung.

Und auch das soll sich einprägen: Die *ersten Anzeichen* dieser funktionell bedingten Heiserkeit (funktionelle Dysphonie, Berufsdysphonie, Phonoponose, Lehrerkrankheit, Predigerhalsweh) sind sehr diskret. Eine heisere, rauhe, belegte Stimme ist immer schon Ausdruck eines vorgeschrittenen Leidens. Beachtet werden muß anfangs: *Unlustgefühl nach längerem Sprechen.* Man möchte einfach nicht mehr weiterreden, sucht Stille und Einsamkeit. Fast zugleich stellt sich Räusperzwang ein. Man hat die quälende Empfindung, daß Schleim auf den Stimmbändern sitzt. Staccatohafte, gedämpfte Hustenstöße sollen ihn fortschleudern. Im Hals macht sich ein Druckgefühl bemerkbar. Man meint, daß ein Fremdkörper im Kehlkopf sitzt, den der behandelnde Arzt womöglich übersehen hat, was dann häufigeren Arztwechsel nach sich zieht. Eine quälende Trockenheit der Schleimhaut, mit Brennen und Kratzen einhergehend, läßt einen nicht zur Ruhe kommen. Schmerzen, stechende und ziehende, entstehen im und am Hals. Heiserkeit ist dann das auch nach außen beeindruckende ernste Zeichen, das früher oder später die gesamte Lebenssphäre beeinflußt: Müdigkeit, Unlust, Versagensvorstellungen, Aggressionen, Depressionen kommen auf. Die Leistungskraft nimmt ab. Die Freude an der Arbeit schwindet. Es kommt nicht selten vor, daß wegen mangelnder Leistungsfähigkeit zunächst der Allgemeinpraktiker aufgesucht und erst am Ende einer langen Irrfahrt der Stimmarzt (Phoniater) angesprochen wird.

Wir müssen einen erklärenden Einschub machen: Es gibt den spezifischen *Stimmarzt* bei uns nicht. Nur ein paar europäische Länder bilden darin eine Ausnahme. In der Bundesrepublik befassen sich mit der Diagnostik und (mit Einschränkung) Behandlung der Stimmerkrankungen HNO-Ärzte, die die *Zusatzbezeichnung «Stimm- und Sprachstörungen»* führen dürfen. Als qualifiziert weisen sich Ärzte aus mit der *Teilgebietsbezeichnung »Phoniatrie und Pädaudiologie«*. Nicht nur für Nichtmediziner ist diese Benennung schlechthin so unbekannt wie ein böhmisches Dorf! Man präge sich ein:

> Stimmstörungen, insbesondere solche ohne überzeugenden organischen Befund, gehören in die Hand eines Arztes, auf dessen Stempel oder Praxisschild das Teilgebiet «Phoniatrie und Pädaudiologie» ausgewiesen ist.

Ein paar grundlegende Bemerkungen zur Befunderhebung, Diagnosestellung und Behandlungsführung

> Vor jeder Behandlung muß ein Stimmstatus erhoben werden.

Das heißt im einzelnen: Bevor die Funktion der Stimmbänder geprüft wird, muß festgestellt werden, ob die *Atmung* koordiniert abläuft: äußere Atembewegungen (Brust- und Bauchmuskulatur), eventuelle Atembehinderungen, Verhältnis von Ruhe- und Sprechatmung, Ausatmungsdauer unter verschiedenen Testbedingungen.

Der *Mund-, Nasen- und Rachenraum* muß sorgfältig inspiziert werden: Weite oder Enge, Fehlbildungen (etwa ausgeprägte Nasenscheidewandverbiegung, übermäßig große Nasenmuscheln, hyperplastische Rachenmandel (adenoide Vegetationen) (laienhaft auch als Wucherungen oder Polypen bezeichnet), Lähmungen (Gaumensegel, Zunge, Lippen), Muskelverspannungen, Schleimhautverhältnisse.

Diese gründliche Untersuchung steht unter dem Aspekt, daß erst die aufeinander abgestimmte *Funktionsweise von Atmung, Stimmgebung und Lautbildung* die Stimme klangrein und tragfähig macht.

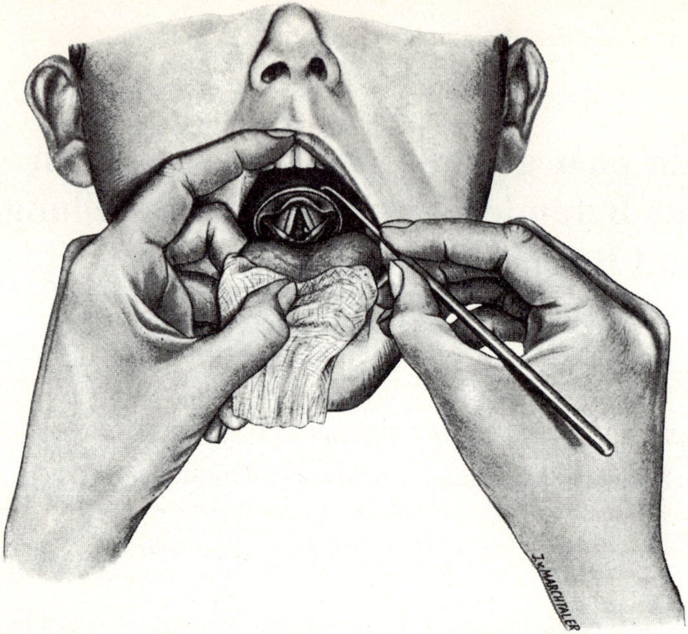

Abbildung 9: So sieht der Arzt die Stimmfalten bei der indirekten Kehlkopfuntersuchung. Was auf dem Spiegel oben erscheint, liegt beim Patienten vorn, was unten ist, hinten. (Aus Berendes et al.: HNO-Heilkunde, Stuttgart 1982.)

Hat der Phoniater über die Koordinationsfähigkeit Klarheit gewonnen, wendet er sein Interesse dem Bewegungs- und Schwingapparat am Kehlkopf zu. In der Regel geschieht dies mit Hilfe eines *Stroboskops.* Dieses Gerät gestattet eine vergrößerte und verlangsamte Betrachtung der Stimmlippenmotorik. Es gibt Aufschluß über den anatomisch gegebenen und pathologisch veränderten Zustand des Kehlkopfes, über Länge, Breite und Dicke der Stimmfalten und die regelrechte oder -widrige Schluß- und Öffnungsfunktion der Stimmritze. Färbung und Gefäßzeichnung des Gewebes fließen in die diagnostischen

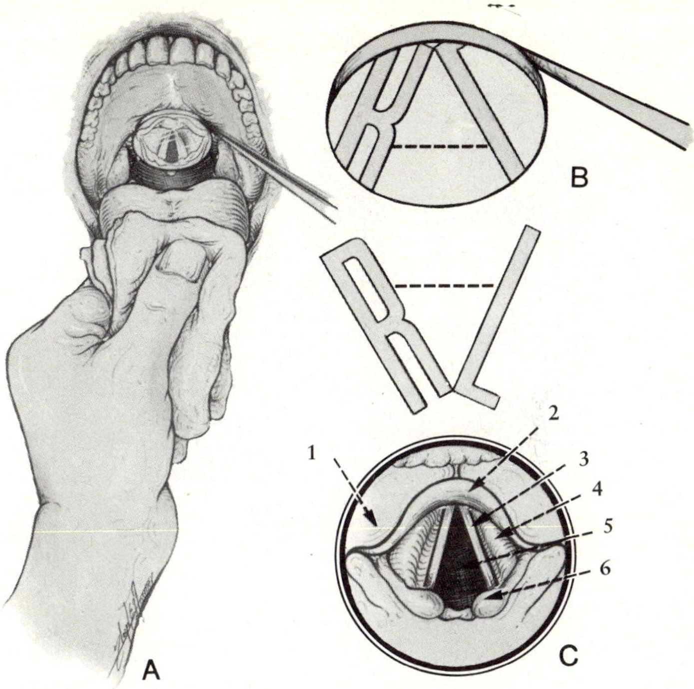

Abbildung 10: Rechtes oder linkes Stimmband – vom Patienten aus gesehen.
1 = Vallecula
2 = Kehldeckel
3 = Stimmfalte
4 = Taschenfalte
5 = Stimmritze
6 = Stellknorpel

Überlegungen mit ein. Die Aussagekraft der stroboskopischen Untersuchungsmethode ist vorzüglich, sofern sie mit der Erfahrung des Arztes korreliert. (Abb. 9, 10, 11, 12, 13 und 14)

Die hörbaren und sichtbaren Befunde zusammen ergeben die *Diagnose.* Ein Zuviel an stimmlichem Krafteinsatz mit pathologischen Folgen: **hyperfunktionelle Dysphonie** (Spannungshei-

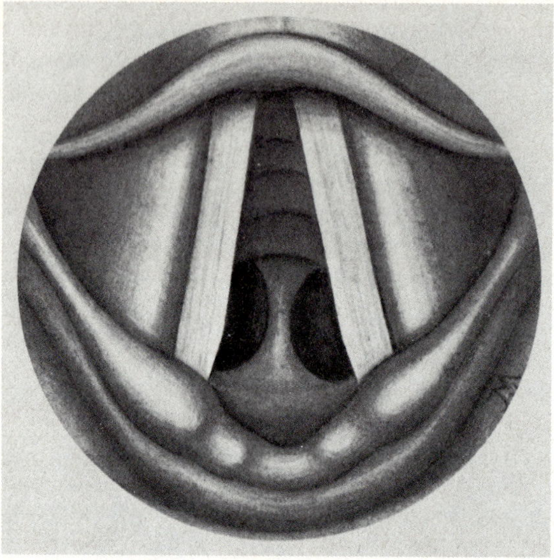

Abbildung 11: Vergrößerte Darstellung der Stimmritze mit Einblick in die Luftröhre. In der Tiefe erscheinen die Lumina der beiden Hauptbronchien. (Aus Berendes et al.: HNO-Heilkunde, Stuttgart 1982.)

serkeit) – ein Zuwenig: **hypofunktionelle Dysphonie** (Verhauchungsheiserkeit).

An Häufigkeit überwiegen die hyperfunktionellen Formen. Sie können im Verlauf einer langen Stimmleidensperiode in eine Hypofunktion übergehen. Primäre «Unterspannungen» am Kehlkopf sind seltener, beispielsweise bei Rekonvaleszenten nach langem Krankenlager sowie bei depressiven Stimmungslagen oder echten Depressionen. Der Verständlichkeit halber wurden die Begriffe Über- und Unterspannung scharf gegeneinander gestellt. Jeder weiß, daß es diese Schwarz-Weiß-Trennungen im Lebendigen nicht gibt. So lassen sich auch bei den funktionellen Dysphonien Zwischenformen erkennen. Ob es nützlich ist, diese «Misch-Zustände» mit eigenen Namen zu

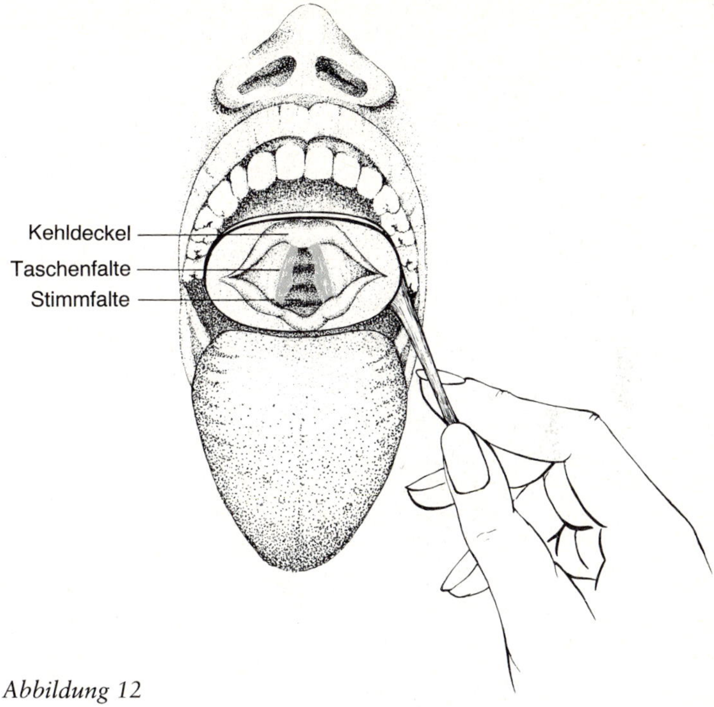

Abbildung 12

versehen, bleibt eine theoretische Frage. Man hat es versucht und für die zwischen Hyper- und Hypofunktion gelagerte Mittelgruppe von Heiserkeiten pauschal den Namen *Dysphonia mixta* vorgeschlagen. Für den Stimmgestörten selbst ist das ein abseitiges Begriffsgefecht. Er spürt «hautnah» und qualvoll, daß er sich übermäßig anstrengen muß oder daß er außerstande ist, sich anzustrengen. Zwischen beiden Extremen siedelt sich bei ihm Verzweiflung und Sorge an.

Die für Patient und Therapeut entscheidende Frage lautet: Was kann man tun, die *funktionelle Stimmschwäche* zu *überwinden*. Der Arzt – wie wir unterstrichen haben, sollte er die Teilgebietsbezeichnung «Phoniatrie und Pädaudiologie» oder

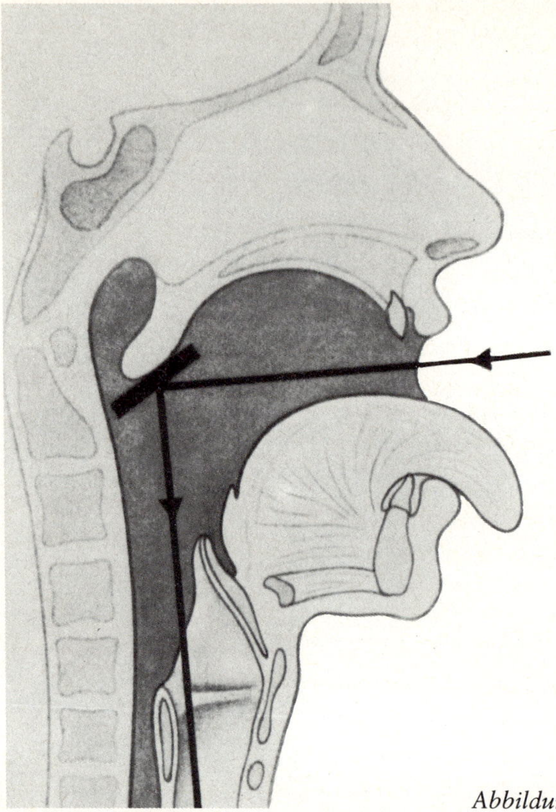

Abbildung 13

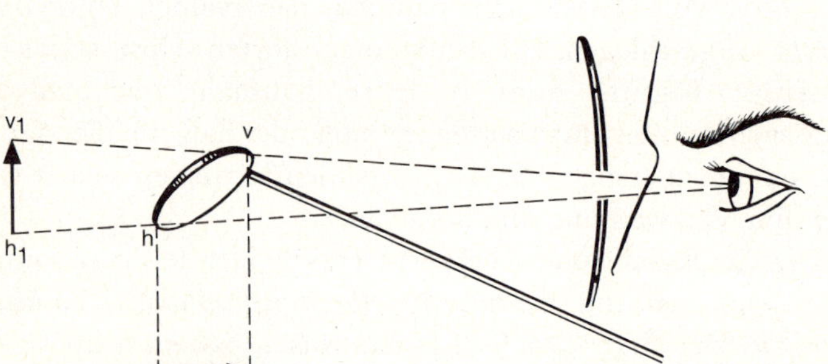

Abbildung 14

die Zusatzbezeichnung «Stimm- und Sprachstörungen» besitzen – wird in der Regel, sofern nicht ein Zustand nervöser Überreizung zusätzlich beruhigende Arzneimittel verlangt – und diese «neurotisierten» Fälle sind seltener als gemeinhin angenommen –, *Stimmübungsbehandlungen* verordnen.

Die Durchführung des Stimmfunktionstrainings liegt in erster Linie in den Händen von *Logopäden,* gegebenenfalls auch Atem-, Sprech- und Stimmlehrern (Schule Schlaffhorst-Andersen) und anderen qualifiziert ausgebildeten Stimmtherapeuten. Man sollte wissen, daß auch in diesem Berufsstand hinsichtlich des Interesses und der Begabung des einzelnen eine gewisse Spezialisierung erfolgt ist. Der eine gibt sich mehr mit Sprech- und Sprachkranken ab, den anderen faszinieren Stimmprobleme. Unabhängig von Wissen und Erfahrung verlangt Rehabilitation von gestörten und kranken Stimmen eine gehörige Zugabe an *Intuition* und *Phantasie.* Das bedeutet nun nicht, daß der Therapeut mit versponnener Willkür vorgeht. Es umschreibt vielmehr seine *Offenheit* und *Sensibilität,* die er dem jeweiligen «Rohmaterial» eines Patienten entgegenbringt.

Auf der anderen Seite wird jede Art von Stimm-Erziehung erfolglos verlaufen, wenn der Stimmpatient die Bereitschaft verweigert, sich aktiv an diesem Prozeß zu beteiligen. *Motivation* heißt der heutzutage ziemlich strapazierte Ausdruck dafür. Es ist ein alter Hut, daß die Behandlung mißlingt, wenn der Patient nicht mithält. Der erfahrene Stimmtherapeut wird aus diesem Grunde eine Partnerschaft ablehnen, bei der der Patient das alleinige Heil vom Behandler erwartet.

Es hat sich herausgestellt, daß eine *Gruppenbetreuung* die Erfolgsquote erhöht. Die Gruppe simuliert auf natürliche Weise

---

Abbildungen 13 und 14: Lage des Kehlkopfspiegels im Mund und Strahlengang der vom Arzt benutzten Stirnlampe bei der Beobachtung der Stimmlippenschwingungen. (Aus Berendes et al.: HNO-Heilkunde, Stuttgart 1982.)

Ort und Situation des alltäglichen sprecherischen Umfeldes. Das Miteinander bei der Stimmerziehung und -kontrolle steigert die Motivationskraft. Schließlich lenkt die Erkenntnis, daß auch andere Stimmprobleme haben, von der hypochondrischen Einengung auf die eigene Störung ab. Die Behandlung in der Gruppe setzt natürlich das Einverständnis des Patienten voraus. Häufig geht eine Einzelbehandlung voraus. In hartnäckigen Fällen werden Einzelbehandlungsserien in den Gruppentherapie-Verlauf eingeschoben.

Was die Behandlungsmethode angeht, so wird sich jeder Logopäde aufgrund seiner persönlichen Erfahrungen und Erkenntnisse entscheiden. Es gibt – wie sollte es bei dem so diffizilen Gegenstand Stimme anders sein – zahlreiche Vorgehensweisen. Schon dem Fachmann fällt es nicht leicht, die Spreu vom Weizen zu trennen. Die Verfahrenswahl ist aber für den Patienten von zweitrangiger Bedeutung. Den ersten Rang nimmt seine Beziehung zum Therapeuten ein. Dieser Konsens entscheidet über den Erfolg einer Therapie.

Ein erfahrener Stimmtherapeut wird seinem Klienten schon bei der ersten Begegnung eröffnen, daß die Dauer einer einzelnen therapeutischen Sitzung ebensowenig wie die Summe einer Behandlungsserie ausreicht, eine verschriene, ramponierte Stimme umzuerziehen. Der Behandelnde kann wohl aufmerksam machen, Hinhören lehren, Anregungen geben, Übungen ein- und anleiten, –

> die entscheidende Stimm-Trainingsarbeit muß der Stimmpatient selbst leisten.

Ein neuer Begriff ist eingeführt worden, um das positive oder negative Verhältnis zwischen Therapeut und Patient besser in den Griff zu bekommen: *Compliance.* Der Amerikanismus meint die Willfährigkeit des Patienten, den Anordnungen eines «Helfers» getreu nachzukommen. Anders gewendet: Es geht um die alte Frage, wieviele von den Tabletten, die ein Arzt verordnet, wirklich eingenommen werden. Für die Stimmärzte und Logopäden transformiert sich die Frage dahingehend: Wieviel von den Aufgaben, die in der Übungsstunde erarbeitet wurden, werden konsequent beim häuslichen Üben weitergeführt? Wird ein Haus-Stimmtraining, eine Art von Stimm-Jogging durchgeführt?

Noch ein zweites medizinisches Modewort, das einfach die Erfahrung jedes guten Arztes in den Begriff faßt, sollte hier erwähnt werden: Copingverhalten oder Copingprozeß. Wiederum auf unser Thema gemünzt: Wie gelingt es dem Stimmpatienten mit seiner Störung fertig zu werden (to cope with). Und wie kann der Therapeut helfend in diese notwendige Auseinandersetzung eingreifen. Übrigens ein streng individueller Vorgang. Es gibt nicht eine anonyme oder kollektive Heiserkeit, sondern den Leidensfall des heiseren Patienten A, B, C usw.

Stimmgewänder müssen maßgeschneidert sein

Vorschläge für ein Selbsthilfeprogramm bei Stimmstörungen

Wie kann man es **selbst** anpacken, eine schwache, nicht mehr leistungsfähige, heisere Stimme wieder zu kräftigen. Ein Angebot zur Selbsthilfe soll uns im folgenden ausführlicher beschäftigen. Ausgeklammert bleiben zunächst Fragen der Prophylaxe. Wie man sich vorbeugend verhalten kann, wird der Abschnitt über Stimmhygiene näher erläutern. Die Selbsthilfemaßnahmen beziehen sich auf alle Arten von Stimmstörungen und sind nicht auf die funktionell bedingten beschränkt. So kann man sie anwenden, wenn beispielsweise nach funktioneller Überbeanspruchung organische Veränderungen an den Stimmbändern (etwa Stimmbandknötchen) auftreten.

> Vor Durchführung eines Selbsthilfeprogramms müssen Befund und Einschätzung eines phoniatrisch tätigen Arztes vorliegen. Ständiger Kontakt mit einem Logopäden ist empfehlenswert.

Erläuterungen zur unkorrekten und unphysiologischen Atemweise sowie Vorschlag für ein Basis-Atemübungsprogramm

Die Meinung, daß die Atmung das A und O der Stimme ist, wird so ausschließlich heute nicht mehr vertreten. Darum sind Atemübungen im Konzert einer Stimmübungsbehandlung auch nicht das tonangebende Instrument. Natürlich verkennt niemand, daß der nach dem Prinzip der minimalen Aktion mit optimaler Leistung abfließende Luftstrom zum Wohlklang der Stimme beiträgt. Aus diesem Grunde nehmen Ausatmungsübungen in der Rangliste eines Atemtrainings die oberste Stelle ein. Andererseits hat die Erfahrung gelehrt, daß die Atmungsform eines Menschen sehr persönlich, vermutlich sogar genetisch geprägt ist. Unsere Chance, sie zu verändern, bleibt daher gering. Der früher nicht selten praktizierte gewaltsame Eingriff in die Atemexkursionen wirkt denn oft nur als Auslöser erhöhter Verspannungen. Ein Prinzip der Stimmtherapie (Korrektur) gilt auch für die Atmung uneingeschränkt:

> Bevor Du mit dem Sprechen beginnst, mußt Du Deine Absicht den Körperorganen mitgeteilt haben, – müssen sich diese darauf einstellen. Gedankenkonzept und Sprechausführung bedürfen der (Über-)Einstimmung.

Die Beabsichtigung (Intention) steht am Beginn jedes Sprechaktes. Was heißt das konkret? Der bekannte Stimmtherapeut, **Prof. Coblenzer,** dem wir viel Einsicht in die Atem-Problematik vorzüglich in Fragen der Trainierbarkeit des Zwerchfells zu verdanken haben, spricht vom *Abspannen* als dem Moment der reflektorischen Atemergänzung. Dies ist präzise der Zeitpunkt, wo der Impetus, etwas sprechen zu wollen, wie auf dem Absprung stehend, zur lauthaften Verwirklichung ansetzt. Ein für die Hygiene der Stimme unentbehrlicher Augenblick des Innehaltens, dessen sekundenrascher Ablauf verstandesmäßig natürlich nicht registriert wird. Diese (atem)schöpferische Pause kommt aus der Mitte der Person, das heißt nichts anderes als daß Körper *und* Seele daran beteiligt sind. Die Persönlichkeit muß in sich «stimmig» sein, um Atmung und Klang in die richtige Balance zu bringen.

Nun gibt es ohne Zweifel schmal- oder schwachbrüstige Menschen, bei denen Schalldruck und -volumen für eine tragfähige Stimme nicht ausreichen. Und es gibt andere mit regelrechten anatomischen Voraussetzungen, wo aber eine gehemmte psychische Grundeinstellung bewirkt, daß die Stimme extrem leise und verhalten klingt. In beiden Fällen – bei organischer Minderanlage und psychischer Labilität ist der Stimmklang verhaucht, heiser. Wie erwähnt, wird die Unterfunktion als **hypofunktionelle Dysphonie** bezeichnet, – Stimmstörung aufgrund einer zu schwachen Muskelaktivität, die *Atem-Exkursionen* sind *reduziert*. Manche Stimmtherapeuten verwenden dafür den älteren Ausdruck *Phonasthenie.* In der Tat ist diese Art vom Stimmstörung nicht selten mit dem zartgliedrigen, asthenischen Menschentyp gekoppelt.

Eine **behinderte Atmung** findet man auch bei gelähmten Personen, sei es als Folge von Geburtskomplikationen (Infantile Cerebrale Parese), Hirntumoren, Hirnentzündungen oder Unfällen. Die eingeschränkte Atemaktion reicht in solchen Fällen nicht aus, den Luftdruck derart zu erhöhen, daß der stimmerzeugende Schwingmechanismus in Bewegung gesetzt werden kann. Die «schwunglose» Stimme bleibt kaum verständlich.

Ebenso büßt bei und nach schweren Erkrankungen die Stimme an Glanz und Kraft ein. Einen ähnlich «grauen» Klang hört man bei depressiven Menschen. Allen diesen Störungsbildern ist die Kraftlosigkeit des Stimmausdrucks als Folge einer eingeschränkten Atmung gemeinsam. Ein Hauch von Müdigkeit und Resignation liegt über Stimmung und Stimme.

Ganz anders bei der gepreßten Form der Heiserkeit (Preßphonation, hyperfunktionelle Dysphonie), wo schon die sichtbar hervortretenden Muskelwülste und Blutadern am Hals auf eine *verspannte Atmung* hindeuten. In diesen Fällen sind die Körperflanken kaum an der Atmung beteiligt, dafür umso mehr die Schulterblätter und Schlüsselbeine (Hochatmung).

Welche Atemübungen können wir unter Eigenkontrolle durchführen?

Auf keinen Fall ein isoliertes und komplexes Training aller an der Atmung beteiligten Muskeln! Das bleibt Aufgabe eines ausgebildeten Therapeuten, der auch die Atemgymnastik bei Lungen- und Bronchialerkrankungen überwachen muß. Aber es gibt einfache Übungen, die wir ohne Mühe und größeren Zeitaufwand in den Ablauf des Alltags übernehmen können.

Anmerkung: Sprechberufler sollten sich die Jogging-Bewegung zum Vorbild nehmen und regelmäßig ein Stimm-Jogging durchführen, – unter dem Motto:

Die Stimme das Laufen lehren!

Auch die stimmhygienische Bedeutung von **Aufwärm-Übungen** (warming up) darf nicht unterschätzt werden. Von dem bedeutendsten Schauspieler der napoleonischen Zeit Talma wird erzählt, daß er vor jedem Bühnenauftritt ein belangloses Gespräch mit dem Inspizienten oder Bühnenarbeitern begann.

Damit sprach er sich auf die *mittlere Sprechstimmlage* ein als Bezugspunkt für eine bevorstehende, länger dauernde und intensive Sprechleistung. Lehrer, bevor sie den Klassenraum betreten – Redner, bevor sie das Referat oder die Diskussion beginnen, sollten ein gleiches tun (mehr darüber im Abschnitt über Stimmhygiene).

Vorbereitende Atemübungen zur Verbesserung der Stimmleistung.

Leitsatz:

Sprechen ist Ausatmung

Übung: **Einatmen – Ausatmen – Pause**

Wir beobachten die jeweilige Zeitdauer der Atemphasen. Wir kontrollieren, welche Teile des Körpers sich dabei mitbewegen. Wir ertasten mit der leicht auf den Bauch gelegten Hand wie die Ein- und Ausatmung den Leibesumfang erweitert bzw. verkleinert. Zweck der Übung ist das Bewußtmachen von Atmung und Atempause und die Feststellung, daß bei Ruheatmung die Dauer von Ein- und Ausatmen nahezu entsprechen, anders also als bei der Sprechatmung.

Übung: *Verlängerung der Ausatmung*

Wir atmen hörbar zunächst auf weichem /s/ aus. Mit dem Sekundenzeiger messen wir die Länge der Ausatmung. Im Normalfall erwartet man eine Tonhaltedauer von ca. 15–20 Sek. Unterhalb 10 Sek. liegt der Verdacht auf eine Stimmschädigung nahe. Die Ausatmung wird wechselweise stimmhaft oder stimmlos, d.h. mit Beteiligung der Stimmlippen oder bei offener Stimmritze vorgenommen. Im ersten Fall wird das Ausatmungsgeräusch «tonhaft». Wir spüren eine Art Kitzelgefühl an der Stelle des Halses, wo das knorplige Kehlkopfgerüst sich vorwölbend abzeichnet, beim Mann Adamsapfel genannt. Im anderen Fall, bei stimmloser Ausatmung des /s/ entsteht infolge Engebildung zwischen Zungenspitze und oberem bzw. unterem Zahnkranz ein zischendes Geräusch. Die bewußte Ausatmung wird auf die Laute /sch/, vorderes /ch/, /f/, /w/, /m/, /n/ ausgedehnt.

Übung: *Rhythmisierung der Ausatmung*

Um das Empfinden für die Steuerung des Luft(Schall)stromes zu sensibilisieren, und um das Zusammenspiel von Zwerchfell und Stimmritze zu erfahren, wird in rhythmisch unterbrochener Folge ausgeatmet. Der variablen Ausführung sind keine Grenzen gesetzt.

Als Beispiel einige Schemata: s-s-s ----- s-s-s ----- s-s-s, ss --- ss --- ss --- ss. Man kann die rhythmischen Unterbrechungen mit An- bzw. Abschwellen der Lautstärke koppeln (Dynamikübungen).

Beispiel: s–S–S ––––– S ––––– S–S–s

s–s–s–S––– S –––––––S–s–s–s

S–S–s ––––– s ––––– s–S–S

Die Übungslaute und -folgen lassen sich beliebig verändern.

Alle Übungen werden der Reihe nach im Stehen, Gehen, Sitzen und Liegen ausgeführt. Sie stellen eine geeignete «Begleitmusik» bei Spaziergängen, Hügelbesteigungen, Talläufen dar. Sprechen ist ein gesamtkörperlicher, *motorischer* Vorgang, daran muß immer wieder erinnert werden.

Diese wenigen einfachen Atemübungen sind für ein Selbsttraining gedacht. Sie lassen sich ohne Umstände an jedem Ort und zu jeder Zeit durchführen. Aus der Erfahrung wissen wir auch, daß an ihnen wenig falsch gemacht werden kann, daß sich aber ihr Wirkungsgrad durchaus mit scheinbar anspruchsvoller auftretenden Übungen messen kann. Im übrigen verweisen wir auf unsere prinzipielle Einstellung zur Stimmtherapie, die die «gestörte» Person und nicht ihre Teile im Blickfeld hat.

Am Anfang steht die Hörerziehung

Bevor man daran geht, selbst etwas für seine leistungsschwache Stimme zu tun, muß man hören gelernt haben, inwiefern sich die eigene, belegte, heisere Stimme von anderen leistungsfähigeren Stimmen unterscheidet. Auch bei der Selbsthilfe macht die **Hörerziehung** den Anfang. Um einen umfassenden Höreindruck von einer Stimme zu gewinnen, muß man den Inhalt der übermittelten Information von der sie umhüllenden Ausdrucksweise entkleiden. Das ist nicht leicht, weil wir gewöhnt sind, pauschal das für uns Bedeutende herauszuhören. Nun besagt gerade das Wort «Bedeutung», daß bei Informationsübertragungen subjektive Ansichten (Deutungen) des Übermittlers miteinfließen. So gesehen ist keine Nachricht neutral. Wir hören heraus, ob der Sprecher eine Botschaft engagiert, distanziert, zärtlich, ironisch, spöttisch, wütend, aggressiv, larmoyant, traurig oder freudig vorträgt. Stimmungen schwingen mit. Sie sagen etwas aus über den emotionalen Zustand des *Stimmträgers,* geben Auskunft darüber, wo ihn der Schuh drückt. Auf diese Weise kann man Rückschlüsse ziehen, inwieweit andauernde Konfliktsituationen oder Streßbelastungen die Stimme geschädigt haben.

Genaues Hinhören – *Lauschen* – ist trainierbar. Man hört auf die Stimmen der Menschen seiner Umgebung, auf Schallplatten oder Kassetten mit Berufssprechern und Gesangssolisten. Mit wachsender Einübung in den Lauschvorgang beginnt man, die *Qualität von Stimmen* einzuschätzen.

Man achte darauf,

1. ob eine *Stimme zu hoch* oder *zu tief* liegt (Bezugspunkt ist die **mittlere Sprechstimmlage,** die jeder für sich selbst einpendeln kann: Mit Konversationsstimmstärke wird mehrmals ein bestätigendes -hm-hm----hm-hm----hm-hm geäußert oder man zählt einfach in Zimmerlautstärke von 1–20);
2. ob sich die *Lautstärke* im vorgegebenen räumlichen Rahmen hält. Die Stimmstärke muß der Raumgröße angepaßt sein. Eine stimmhygienische Regel, an die sich gerade Lehrer oft nicht halten und mit Stentorstimme das Klassenzimmer zu beherrschen versuchen;
3. ob die *Sprechmelodie farbig, abwechslungsreich* ist. Monotonie tötet das Leben jeder Stimme. Man kann sich vorstellen, was die gewebszerstörenden Folgen sind, wenn eintönig immer auf die gleiche Kerbe gehämmert wird;
4. ob der Stimmeinsatz «physiologisch fest» ist – wie man es in der deutschen Sprache erwartet oder pathologisch hart, gepreßt, den Vokalen die Klangluft abschnürend.

Es gibt wohl kein sprecherzieherisches Übungsbuch, das nicht darauf besteht, bei Stimmstörungen – und selbstverständlich bei normalen Stimmen – den «weichen» Stimmeinsatz anzubilden. Das ist bei harter, überspannter Sprechweise eine überzeugende Forderung. Allerdings sind einer Selbsthilfe Grenzen gesetzt. Denn zumeist hört und empfindet man überhaupt nicht, was ein physiologisch fester und ein pathologisch harter Stimmeinsatz ist. Der Ausdruck «physiologisch fest» besagt, daß zwecks hygienischer Ausführung des Stimmakts die Stimmfalten «zügig», aber nicht spastisch (krampfig) zusammentreten, ein «Stimmknall» muß vermieden werden. Man unterstützt die Bildung des unverkrampften Stimmritzenschlusses, indem man vor den vokalisch anlautenden Wörtern ein /h/ anklingen läßt und die Wortfolgen entgegen den Regeln der deutschen Sprache ein wenig verschleift: (h) am_abend_als_ich_ulla_sah.

Immer wieder sollte die eigene Stimme angehört werden. Für manchen ist diese ungewöhnliche, zuweilen bestürzende Begegnung ein erster Schritt, die «ungeliebte» Stimme anzuerkennen. Das Finden der stimmlichen Identität ist einfach notwendig, um die nicht selten vorherrschende Illusion abzubauen, daß man eine besonders «schöne» Stimme besitzt bzw. erwerben könnte. Dagegen ist das Ziel, eine *leistungsfähige Stimme aufzubauen.*

Lauschen kann bei vielen auf uns eindringenden Geräuschen erprobt und eingeübt werden. Die Skala der Schalleindrücke reicht vom Tropfen eines Wasserhahns, Rascheln von Blättern, Sausen des Windes, fernes Hundegebell, Vogelzwitschern, Menschenstimmen, bis hin zum berstenden Geräusch eines startenden Düsenjets.

Die Hörerziehung (Akupädie) leitet nicht nur die Stimmkorrektur ein. Wie ein roter Faden durchzieht sie den gesamten Übungsverlauf. Der Stimmpatient erfährt rasch, erstaunt oder besorgt, wie unbekannt ihm die eigene Stimme ist und wie hilfreich für die Korrektur einer gestörten Stimme die genaue Kenntnis derselben ist.

Im weiteren Verlauf unserer Hörschulung notieren wir, was uns an unserer Stimme auffällt. Wir stellen eine Liste auf, an deren Kopf die Frage steht: Entspricht unsere mittlere Sprechstimmlage (das ist der Ort, wo wir uns beim Sprechen wohlfühlen, keine Anstrengung verspüren) unserem anatomisch und physiologisch vorgegebenen Stimmaterial? Einfach ausgedrückt: Sprechen wir zu hoch oder zu tief?

Die individuell angepaßte (angenehme) Stimmlage ist die Voraussetzung für eine effiziente Stimme. Amerikanische Logopäden gehen davon aus, daß zu tief gesprochen wird. Im deutschen Fachschrifttum wird eher der überhöht eingesetzten Stimme die Schuld an einem Stimmschaden zugesprochen. Möglich, daß die mehr nach hinten verlagerte Artikulationsbasis im Englischen und die geringere Lippenausformung zur Tiefstimme disponiert – möglich aber auch, daß wir die Erhöhung der Stimmlage als Therapeutikum vernachlässigt haben.

Das Einpendeln in die bequeme, spannungsfreie *mittlere Sprechstimmlage* ist ein entscheidender Akt bei der Umerziehung der gestörten Stimme. Es sollte aber auch zur Routine werden beim täglichen Sprecheinsatz, insbesondere vor zu erwartenden größeren Sprechleistungen. Es läßt sich auf mehrere Arten durchführen:

1. **Hm-hm-Methode.** Spannungsloses, bestätigendes Verlauten von «Hm – hm». Etwa so wie man einem Gesprächspartner zu verstehen gibt, daß man seinen Ausführungen interessiert und zustimmend zuhört. Man kann den Summlaut auch verneinend gebrauchen, im Sinne von Hm-hm = nein-nein (damit bin ich nicht einverstanden, das stimmt nicht).
2. **Reihensprechen.** Man reiht Zahlen, Monatsnamen oder Wochentage aneinander. Diese Lautmuster werden sehr früh und tief in das Gedächtnis eingegraben und bleiben demzufolge weniger störanfällig. Wenn man bei 1 beginnend im mittleren Sprechtempo, auf keinen Fall überhastet, die Zahl 25 erreicht hat, funktioniert gewöhnlich die Koartikulation (das Miteinander von Lippen-Zungen-Gaumenbewegungen) gelöst und locker. Man spricht dann unmittelbar darauf einen Allerweltssatz wie: Schönes Wetter heute. – Komm mal her! – Was sagst Du dazu? – Ist das nicht interessant? usw. Auf diesem Stimmniveau wird die nachfolgende Stimmleistung (Unterrichtsstunde, Vortrag, Diskussionsleitung) weitergeführt.

3. **Froeschelsche Kaumethode.** Wer bereits logopädisch behandelt worden ist und dieses Verfahren kennengelernt hat, kann sich mit Hilfe stimmhaften Kauens auf die mittlere Sprechstimmlage einstellen. Das hört sich etwa so an, als ob jemand unhöflicherweise mit vollem Munde spricht: Njam – njom – njaum – ṅjeim – njeum usw. Der Kauakt bzw. das fiktive Zerkleinern eines Bissens verhindert artikulatorische Fehl- oder Verspannungen.

Als nächstes erkunden wir unsere **Atemmittellage.** Es ist schon gesagt worden, daß die Atmung persönlichkeitsgeprägt ist wie der Gang, die Gestik und Mimik. Wenn man an diesen vitalen Bewegungsformen etwas korrigieren will, dann nur über einen längeren Zeitraum und mit aktiver Selbstbemühung. Dagegen ist es verhältnismäßig leicht, den Pendelpunkt zwischen Ein- und Ausatmung den *Gelassenheitspunkt* – die kurze (schöpferische!) Pause – am Ende «der zweierlei Gnaden», wie Goethe den Atemvorgang bezeichnet, nachzuempfinden. Diese knappe Zeitspanne sollten wir uns bewußt machen. Wir haben schon an anderer Stelle darauf hingewiesen. Es ist der denkwürdige Augenblick, wo nach der Ausatmung kein stofflicher Austausch mehr zwischen uns und der Außenwelt stattzufinden scheint. Wir schweben gleichsam im Raum. Diese kurze Atempause ist der Umschlagspunkt, wo wir uns für den Sprechakt «versammeln». Die Sprechabsicht wird eingeleitet.

Eine Vorstellungshilfe bei der Stimmerziehung: Zur inneren und äußeren Einstellung auf den Sprechakt nutzen wir die Atempause nach der Ausatmung. In der darauffolgenden Einatmungsphase fallen die Lautelemente (Phoneme, Silben, Wörter) unseres Sprechkonzeptes wie Bleilettern in den Drucksatz. Mit der Ausatmung werden sie lauthaft ausgeprägt. Der Ausdruckvorgang beginnt.

Schließlich versuchen wir die für unsere Stimme angemessene Lautheit herauszufinden. Das ist nicht zuletzt eine Frage der

Raumgröße. Doch gibt es für jeden eine **mittlere Lautstärke:** bei minimalem Kraftaufwand = optimale Verständlichkeit.

In Sprechberufen, besonders in der Pädagogik, wird meist zu laut gesprochen. Auch unter Arbeitern in Lärmbetrieben, und bei Personen, die schwerhörige Partner haben. Eine auf Dauer forcierte Sprechweise führt unweigerlich zur Stimmschädigung. Beweis dafür sind die verschrienen Stimmen von Marktausrufern, Straßenverkäufern oder Schwimmlehrern. Die Tragfähigkeit einer Stimme hängt ja zum geringsten vom Lautheitsgrad ab. Eine gelöste, unverkrampfte Artikulation mit geschmeidiger Lippenausformung, lockerer Zungenführung und elastisch gespanntem Gaumensegel sind für das Volumen der Stimme entscheidender als die Lautstärke.

Eine zusätzliche Rolle fällt dabei der **gesunden Nasalität** zu. Das ist die Dosis nasalen Beiklanges, die wir in der Rede als angenehm empfinden und die der Stimme den raumfüllenden, weittragenden Schwung verleiht. Wenn die Forderung einer gesunden Stimmhygiene lautet: Nach-vorn-zu-sprechen, dann heißt das, die Bewegungstendenz der Zungenspitze an den oberen Zahnkranz zu konzentrieren und den velopharyngealen Spalt, den Abstand zwischen der starrgefügten hinteren Rachenwand und dem beweglichen Gaumensegel jeweils so weit oder eng zu stellen, daß der nasal geleitete Schall wie ein Verstärker wirkt (sprech- und übungstechnisch ist es empfehlenswert, die Stimme lautstärke*wechselnd* zu gebrauchen. Die Laut- und Leise-Passagen müssen aber dem Sinn der Rede entsprechen).

Das berührt einen weiteren stimmhygienischen Gesichtspunkt: der gesunde Stimmklang ist melodiös lebhaft. Unsere fließende Rede verändert sich fortwährend im Laut-Leise, Tief-Hoch, Schnell-Langsam. Die individuelle mittlere Sprechstimmlage als Basistonhöhe bewegt sich dabei jeweils einen ganzen Ton herauf oder herunter. Alle Erfahrungen sprechen dafür, daß eine lebendige Sprechweise Stimmschäden vermeiden hilft, während Einförmigkeit die Kommunikation seelenlos macht, – der Partner hört nicht mehr zu, das Gespräch verstummt.

Auf den Nenner gebracht, erwarten wir von einem stimmhygienisch einwandfreien Sprecher: eine individuell angemessene, «bequeme» mittlere Sprechstimmlage, eine ausgewogene, den Gelassenheitspunkt «auskostende» Atmung (Atemmittellage), eine dem Raum und der Situation angepaßte Lautstärke und eine «perlende», klangabwechslungsreiche Sprechmelodie.

Das sind natürlich idealtypische Erwartungen, die die Wirklichkeit selten erfüllt und die in emotionalen Ausnahmesituationen überschritten werden dürfen. Wer im Zorn redet, kann schwerlich die mittlere Sprechstimmlage oder Atemmittellage einhalten. Der Lautheitsgrad steigt in die Höhe und die Sprechmelodie verliert die Balance. Wer unter Tränen schluchzt oder zärtlich flüstert, wird die stimmhygienischen Regeln nicht einhalten können. Worauf es lediglich ankommt ist, nach extremen Stimmbelastungen wieder so rasch wie möglich auf das stimmliche Gleichmaß zurückzufinden.

nicht zu hoch (tief)
nicht zu laut
nicht zu hart

Das ist die goldene Stimmregel. Aber wie alles Gold, fällt es einem nur selten unverdient in den Schoß. Man bedenke, wie mühevoll, unter täglich neuem Einsatz sich die Sänger mit den sogenannten goldenen Kehlen dieses Kapital erworben haben.

Zwischenbetrachtung über die Normwerte der Stimme

Nachdem wir mit Hilfe unseres (geschulten) Gehörs herausgefunden haben, wie und in welchem Ausmaß sich unser Stimmausdruck von den «Normwerten» unterscheidet, gehen wir an die Ausarbeitung eines Übungsprogramms. Wir verfertigen zunächst eine Liste, wo in hierarchischer Ordnung nach dem Schweregrad des Störungsbewußtseins die auffälligen «Stimmfehler» notiert werden. Für den Berufssprecher ist es von Vorteil, sich mit Beginn und Dauer sowie den speziellen und allgemeinen Folgen seiner Stimmstörung gründlich auseinanderzusetzen. Und dies nicht nur gedanklich, sondern in schriftlicher Form. Man ist immer wieder erstaunt, wie eine Niederschrift dazu geeignet ist, nicht nur kritischer mit sich umzugehen, sondern darüber hinaus eine heilsame Wirkung auszulösen. So wie es in einem Gedicht von Rainer Maria Rilke heißt: «... Du mußt Dein Leben ändern» – erkennt der Stimmgestörte in der reflektierenden und schriftlich formulierten Auseinandersetzung: **Du mußt die Stimme ändern!** Dieses Motiv muß die stimmliche Rehabilitation formelhaft begleiten.

Eine Überlegung über die **stimmlichen Normwerte** ist nachzutragen. Wie bei allen biologischen Eichungen sind sie weit gestreut. Darum gibt es keine klipp und klare Definition: das ist eine gesunde und das ist eine kranke Stimme. Eine Debatte, die allgemein in der Medizin hitzig geführt wird. Unstimmigkeiten bestehen vor allem darüber, wie weit der Gesundheitsbegriff in das Soziale hinein gedehnt werden kann. Unser Urteil ist auch dem Einfluß von Modeströmungen unterworfen. Bei den Singstimmen wird das augenfällig: Ist der klassische bel canto das Absolutum für eine «schöne» Stimme! Müssen wir Satchmos unverkennbar rauhes Timbre in die pathologische Kategorie Heiserkeit einstufen? Empfinden wir die angekratzte Stimme bei der heutzutage sexy voice des Schlagergesangs als normgerecht? Erwählen wir den unterkühlten, kritisch tönenden Chansonsänger, der auf den «Glanz» seiner Stimme pfeift, zum Stimmhelden unserer Zeit? Was für das Singen, gilt schließlich für die Sprechstimme. Längst hat eine verschlampte Stimmkultur die krampfige Banalität und den voyeurhaften Verismus der «neuen Texte» eingeholt.

Fazit: Es ist fast ein Stück Ideologiekritik zu entscheiden, was Wohlklang (Euphonie) und was Mißklang (Dysphonie) ist. Nun liegt wie bei allem Menschlichen die Lösung des Problems überhaupt nicht hart an der Grenze zwischen schwarz und weiß, sondern in der Grauzone. Im übrigen streben wir nicht den makellosen Sprecher oder Sänger an. Diese Art von Sterilität würde jede Rede und jeden Gesang uninteressant machen. Was wir erreichen wollen – das betonen wir bewußt mehrmals – ist nicht die «edle», sondern die **leistungsfähige Stimme**, die auch sprecherische Ausnahmesituationen und länger andauernde Belastungen ohne Gefährdung durchsteht. Unsere therapeutische Devise lautet daher, die stimmliche Identität nicht aufzugeben und nicht einen schöneren, sondern stabileren Stimmklang zu erwerben.

Entspannung – kritisch betrachtet

Zum Einstieg in unsere Unternehmung – *gegen* die heisere *für* eine leistungskräftige Stimme – wollen wir **Entspannung** erleben. Paradoxerweise muß vor diesem Begriff gewarnt werden. Entspannung ist wie zahlreiche zeitgenössische Modewörter inflationär geworden, das hat ihren guten medizinischen Ruf beeinträchtigt. Häufig wird sie auch mißverstanden. Sie ist ja nicht gleichzusetzen mit Erschlaffung. Die Entspannung, wie wir sie uns als heilsame Wirkung wünschen, erstrebt einen Mittelzustand des Wohlgefühls, gerade so wie wir ihn als mittlere Sprechstimmlage und Atemmittellage gekennzeichnet haben. Wir sind entspannt, wenn unsere Körperhaltung (und das bezieht die seelische mit ein) im Ausgleich zwischen Anspannung und Ausspannung eingependelt ist. In dieser Mittelposition sind wir wach, durchaus «auf dem Sprung», ohne aber verkrampft zu sein. Wir spüren den Körper nicht als Last, sondern in einem schwebenden Schwerezustand. Solche Erfahrungen lassen sich trainieren.

Ein Mittel dafür ist das **Autogene Training.** Sein Kernsatz formuliert: **Sich (los)lassen bringt Gelassenheit.** Die «konzentrative Selbstentspannungsmethode» ist in vielen Büchern dargestellt und erklärt worden. Dort kann man nachlesen.

Für unsere Zwecke wählen wir die Einleitungsformel aus: **Ich bin ganz ruhig.** Als Einstellungsritual hat sie sich auch bei ganz anders konzipierten logopädischen Behandlungsverfahren als außerordentlich fruchtbar erwiesen. Man kann sich den eindringlich «beschwörenden» Spruch auf vielfache Weise zunutze machen.

Akustisch-motorisch: Suggestives wiederholtes (lautes) Vorsprechen der Ruheformel, wobei Tonfall, Redegeschwindigkeit und Sprechrhythmus konstant bleiben sollen.
Visuell: Eindringliche Vorstellung, bei freundlichem Wetter auf einer Wiese zu liegen. Der Blick ist wie absichtslos auf einen einsamen mit Bäumen und Sträuchern umstandenen See oder zum blauen Himmel gerichtet, wo einige Haufenwolken sanft ihre Bahn ziehen. Das Bild strömt Ruhe aus. Die Natur fordert uns auf, hinzuhören ohne antworten zu müssen. Die Formel «Ich bin ganz ruhig» stellt sich wie von selbst ein.
Sensorisch-kinästhetisch: Man schließt die Augen und schreibt mit langsamen Zügen, so als ob man mit Kreide auf einer Wandtafel dahingleitet, die Worte in den Schädel hinein: Ich bin ganz ruhig. Man soll den vorgestellten Satz dabei auch kinästhetisch nachempfinden; es gibt dafür den treffenden Ausdruck: auf der Zunge zergehen lassen.

Ausspruch und Bilder können im Liegen, Sitzen und Stehen eingeübt werden. Die sich zumeist einstellende körperliche und seelische Ruhigstellung ist kein suggestiver Zaubereffekt. Geistige Vorstellungen haben die Tendenz, sich zu verwirklichen. Darauf beruht die ungeheuer produktive Kraft menschlicher Ideen. Auch wenn wir gedanklich weniger hochgreifen, streifen wir doch mit der vorbereitenden Ruheeinstellung Hektik und Lärm von uns ab. Das Stimmtraining kann an einem neutralen Punkt beginnen.

Etwa den gleichen Bekanntheitsgrad wie das Autogene Training des deutschen Nervenarztes H. J. Schultz hat die *Progressive Relaxation* des Amerikaners Jacobson, ebenfalls seit Jahrzehnten erprobt. Diese Entspannungsübungen erkunden zunächst den Punkt maximaler Anspannung, um dann mit nachlassender Intensität den Entspannungseffekt nachzuempfinden. Ein einfaches Beispiel: Man ballt die Faust mit äußerster Anstrengung, um gleich darauf beim allmählich nachgebenden Öffnen der Finger die wohltuende Wirkung der Spannungslösung zu erfahren.

Die Warnung sei wiederholt: Entspannung heißt nicht sich gehenlassen, sondern sich lösen, loslassen. Handlungen geschehen immer in einem Zustand körperlicher und seelischer Spannung. Der Sprechakt als eine besondere Form der Handlung ist davon nicht ausgenommen. Letztlich gilt für die Entspannungsübungen, was bereits beim Atemtraining unterstrichen wurde: man darf die Verhältnismäßigkeit ihres Einsatzes nicht außer acht lassen. Sie dienen der Einstimmung und Vorbereitung auf die eigentliche Stimmübungsbehandlung und nicht dem Selbstzweck.

Stimmübungen, die sich zum Selbsttraining eignen

Mit Überlegung haben wir auch für das Verfahren zur Stimmgesundung den bekannten Ausdruck für körperliche Ertüchtigung durch dosiertes Lauftraining gewählt: *Stimmjogging*. Zum einen wird damit auf die Massenwirksamkeit abgehoben. Wir wünschen uns die gleiche breitgestreute Aufmerksamkeit bei der Stimmschulung wie sie bei Jogging-Enthusiasten gang und gäbe ist. Zum anderen sollten Stimmübungen mit derselben Regelmäßigkeit und Ausdauer wie die in den Tagesablauf wie selbstverständlich eingebauten Läufe ausgeführt werden.

Der Sport hat uns gelehrt, ein Training kurzfristig – sekunden- bis minutenlang – und öfter über den Tag verteilt auszuüben. Auf diese Weise läßt sich ein maximaler Trainingserfolg erzielen. Diese Regel – häufigeres kurzzeitiges Trainieren – können wir für die Stimmübungsbehandlung übernehmen. Auf keinen Fall bis zur Erschöpfung weitermachen, weil dann Gegenspannungen auftreten. An die Regelmäßigkeit der Übungsausführung muß man sich gewöhnen. Der Wille zum Üben feuert den Übungsfleiß an. Ohne Leistungsbereitschaft und -einsatz geht es schließlich nicht. Wir müssen nur darauf achten, daß sich unsere Bemühungen nicht verkrampfen.

Wir dürfen auch keinen Fehler machen bei offenkundigen Leisesprechern. Das *(habituelle) Leisesprechen* gehört zu den Sprechgewohnheiten. Wir alle kennen Menschen, die eine weiche, zarte, wie in Watte gehüllte Stimme haben. Selbst auf die

Bitte hin, lauter zu sprechen, bleibt das Stimmvolumen klein. Es wäre unsinnig, ja ein therapeutischer Kunstfehler, solchen Personen ein Stimmkräftigungstraining abzuverlangen. Die gewohnheitsmäßige «Schonstimme» darf auf keinen Fall zur Kraftstimme strapaziert werden. Stimm(zer)störung wäre die Folge. Wenn Leisesprecher schwer verständlich sind, dann sollte man ihnen ein Artikulationstraining anempfehlen. (Konstitutionell bedingtes Leisesprechen darf nicht mit der *marantischen Stimmschwäche* verwechselt werden, wie sie nach auszehrenden Krankheiten auftritt. Eine behutsame kräftigende Stimmübungsbehandlung ist hier angezeigt.)

Allgemeines Artikulationstraining

(«Allgemein» soll besagen, daß die hier vorgeschlagene Artikulationsschulung als *sprechmotorische Basisübung* bei allen Stimmübungsverfahren Anwendung finden kann).

Lippen
- ▶ vorstülpen, einstülpen, runden (Schnute machen), breitziehen (Zähne fletschen),
- ▶ Oberlippe über Unterlippe schieben und umgekehrt.
- ▶ Pfeifen
- ▶ Vibrieren (entspricht dem Kutscher-R «Brrr!»)

Zunge
- ▶ herausstrecken (gerade, zur Nasenspitze, zum Kinn)
- ▶ Kreisen lassen im Uhrzeigersinn und umgekehrt
- ▶ an die untere Zahnreihe anlegen und Zungenrükken bei geöffneten Lippen herauswölben – mehrmals in rascher werdender Folge hin und zurück
- ▶ erst langsam, dann immer schneller werdend von einem Mundwinkel zum anderen hin und her bewegen, dasselbe mit geschlossenem Mund

- ▶ Zungenspitze bei geschlossenem Mund nach hinten zurückführen und wieder vorschieben
- ▶ Mit der Zungenspitze jeweils die rechte und linke Wange ausbeuteln
- ▶ Zungenspitze im Takt an den harten Gaumen trommeln.

Wangen
- ▶ aufblasen (ein- und beidseitig im Wechsel)
- ▶ zwischen die Zähne einziehen

Kiefer
- ▶ Unterkiefer herabsenken, wieder an den Oberkiefer heranführen
- ▶ Zähne fest aufeinander setzen (Druck und Entlastung)
- ▶ Ober- und Unterkiefer im schnellen Wechsel gegeneinander verschieben
- ▶ Kieferschütteln (Unterkiefer wird locker hin und her geworfen)

Weicher Gaumen (Zäpfchen)
- ▶ schlaff herabhängen lassen, dabei mit näselndem Beiklang Reihensprechen (Zahlen, Wochentage, Monatsnamen) – Man spürt deutlich das Vibrieren der knorpeligen und knöchernen Nasenwände
- ▶ das gleiche mit festem (velopharyngealen) Nasenrachenverschluß
- ▶ Die Festigkeit des Verschlußes wird (forciert) nachempfunden mit Hilfe von Stoßübungen: beide Arme – seitlich am Körper vorbei – herunterstoßen und dabei sprechen: pa-pe-pi-po-pu; ka-ke-ki-ko-ku; ta-te-ti-to-tu usw.)

Kau- und Mundbodenmuskulatur
- ▶ Kaumuskel beidseits am Kiefer im gespannten und entspannten Zustand abtasten
- ▶ Summen (ma-me-mi-mo-mu ...), dabei vom leicht angehobenen Kinn ausgehend mit Mittel-, Ring-

und Zeigefinger beider Hände die Mundbodenmuskulatur zum Kehlkopf hin zart massieren und (im Wechsel) behutsam abklopfen

- ▶ Kauübungen mit und ohne Kaugut («njam, njem, njom, njaum, njeim, njeum» usw.)

Alle Übungen vor dem Artikulationsspiegel ausführen. Den Gesichtsausdruck (Mimik) mitbeobachten. Treten Verspannungen auf, die obere Gesichtshälfte in das Funktionstraining einbeziehen:

Stirn
- ▶ runzeln – erschlaffen (wiederholt durchzuführen)
- ▶ streichelnd massieren, Ausgangsort: Stirnmitte oberhalb der Nasenwurzel bis zu den Schläfen hinüber

Nase
- ▶ rümpfen

Augen
- ▶ in langsamer Folge schließen und öffnen, beim Augenschluß bewußte Konzentration auf die Nasenwurzel (Glabella), Leitvorstellung: alle Sinne sammeln sich in dieser körperlich empfundenen Mitte, bei Unruhe sanft die Hand oder ein leichtes Tuch über die Augen legen;

Konzentrative Meditationsübung

Stirn glätten («entrunzeln»), Augen ohne Spannung schließen, Blick punktförmig auf die Nasenwurzel gerichtet: Gedanken kommen und gehen lassen, keine Vorstellungen herbeizwingen, fließendes Bilderleben. Sofort abbrechen, wenn stärkere Unruhe oder (muskulärer) Krampf auftritt.

Besonderes Artikulationstraining

Die Mehrzahl der *spezifischen Stimmübungen* ist komplex, d.h. sie wirken nicht isoliert, sondern Atmung, Stimm- und

Lautgebung werden gleichzeitig und gleichmäßig angegangen. Diese *ganzheitliche* Korrektur entspricht unserer therapeutischen Philosophie.

> An dieser Stelle möchten wir darauf hinweisen, daß das knorpelige Kehlkopfgerüst vor der Wirbelsäule zwischen Schädelbasis und Schultergürtel elastisch federnd aufgehängt ist. (Abb. 9) Es gehört zu den Grundübungen jeder Stimmtherapie, die schwingende, lockere *Beweglichkeit des Kehlkopfes* zu erarbeiten. Jeder kann bei sich selbst nachprüfen, ob die «Rahmenbedingungen» für eine klangfeste Stimme bei ihm vorliegen. Passiv – indem er den Hals nach muskulären Verspannungen abtastet (man achte besonders auf die Mundbodenmuskulatur), aktiv – indem er Daumen und Zeigefinger einer Hand vorn am Hals in die fühlbare Rinne zwischen Zungenbein und oberen Schildknorpelrand einlegt und zarte Rüttelbewegungen bei Summtönen (m) in mittlerer Sprechstimmlage ausführt. Mit derselben Fingerhaltung sollte die Tonleiter auf und ab gesungen sowie das Alphabet und die Vokalschleife (a-e-i-o-u) durchgesprochen werden. Selbstverständlich bedarf es einiger Zeit, bis man ein Gespür dafür bekommt, ob der «hüpfende Kehlkopf» das richtige Maß an Bewegungsfreiheit besitzt.

Eine Übung, die unmittelbar auf den Stimmritzen-Mechanismus, auf Schwingungsform, Öffnungsweite und Schlußdichte der Stimmfalten Einfluß nimmt, ist das sogenannte

Ventiltönchen.

Diese Basisübung ist zur Eigenanwendung sehr gut geeignet, zur Kräftigung des Stimmbandmuskels und Bewußtmachung der Glottisfunktion geradezu unentbehrlich.

Die Ausführung ist denkbar einfach und kann praktisch von jedem nach kurzer Anleitung nachvollzogen werden:

Der unterhalb der Stimmritze mit leichtem Druck angestaute Atemstrom sprengt mit einem eben hörbaren, leicht knackenden Geräusch *(Abknall)* den Verschluß der Stimmlippen. Alles hängt von der «Zartheit» und Konzentriertheit der Ausführung ab. Übermäßiger Atemstau und krampfiges Pressen von seiten der Kehlkopf- und Halsmuskulatur zerstört den gewünschten Effekt. Dieser besteht darin, das Gefühl dafür zu bekommen, wie mit minimalem Atemdruck die Schwingungen der Stimmfalten optimal erregt werden können. Das Ventiltönchen wird zunächst in der Artikulationseinstellung des Vokals /a/ phoniert. Dann kann man die anderen Vokale, bei denen das Zusammenspiel zwischen Phonation und Artikulation komplizierter wird, einzeln anschließen und Sätze «abknallend» üben: Am – Abend – ist – alles – aus. Es ist achtzugeben, daß die äußere Halsmuskulatur bei dem Phonationsvorgang unbeteiligt bleibt. Sichtbares «Muskelspiel» oder Hervortreten der äußeren Blutadern ist ein Zeichen dafür, daß das Ventiltönchen falsch eingeübt wird. Der Mund ist bei der ganzen Prozedur leicht geöffnet, gerade so, als ob man zu gähnen beginnen möchte.

Unter den gebräuchlichen **Stimmübungsverfahren** ragt die Methode nach **Svend Smith,** *Akzentmethode* genannt, heraus. Ähnlich wie die Kaumethode nach Froeschels geriert sie sich als ein Korrekturmittel bei recht unterschiedlichen Arten von Kommunikationsstörungen. So reicht die Anwendungsskala vom Stottern bis zu den funktionellen Dysphonien. Wie weit ein solch umfassender Anspruch berechtigt ist, soll hier nicht diskutiert werden. Ausgesprochen positiv ist an der Methode, daß sie physiologische Abläufe therapeutisch einsetzt.

Erinnern wir uns, daß die Schwingaktionen der Stimmfalten nicht ausschließlich vom Anblasedruck aus den Lungen, Gewebsmasse und -elastizität abhängen, sondern daß auch physikalisch definierte Strömungseigenschaften einen Einfluß ausüben. Wenn (nach Bernoulli) ein Gas (in unserem Fall: Luft) aus einem weiteren Rohr (Luftröhre) in ein engeres (Stimmritzenlumen) einströmt, dann erhöht sich die Strömungsgeschwindigkeit, während der Druck sinkt. Es entsteht ein Unterdruck, der dazu verhilft, daß sich die Verschließspannung löst und die Stimmfalten zur Ausgangsstellung (Öffnung) zurückschnellen. Der Sog, der bei der Drucksenkung entsteht, unterstützt das Zurückgleiten. Damit besitzen wir ein Mittel, Über- und Fehlspannungen zu lösen. Svend Smith hat eine genaue und ausführliche Beschreibung des Verfahrens gegeben. In Kursen führt er es selbst vor und animiert seine Klienten durch Vorbild und rhythmisches Trommelschlagen. Doch läßt sich das Übungsprinzip vereinfacht durchaus selbst gestalten.

Begonnen wird mit dem «dunklen» Hinterzungenvokal /u/, den man rhythmisch durch jeweils erneut eingestellten artikulatorischen Ansatz anschwellen läßt:

u – U – U – U

Der Hauptakzent liegt am Schluß einer solchen Schwelltonreihe oder er wechselt im Verfolg einer Tonkette:

Nochmals: Nach dem einleitenden, mit «bequemer» Intensität ausgesprochenen /u/ wird verstärkend ein zweites oder auch ein drittes /u/ hinzugesetzt, das man länger ausklingen läßt: u – U, u – u – U. Dies kann mehrfach wiederholt werden mit rhythmisch anschwellender Dynamik. Auf diese Weise werden alle Vokale «durchgetönt».

u – U̇ – u – U̇ – u – U̇

u – u ––– U̇ – u – u ––– U̇ – u – u ––– U̇ usw.

Wenn wir die Popularität von Stimmübungen zum Kriterium machen wollen, dann steht zweifellos die **Froeschelssche Kau-Methode** *(chewing approach)* an oberster Stelle. Zu ihrer Verbreitung hat sicher beigetragen, daß sie einleuchtend erklärbar und recht praktikabel ist. Nicht wenige stimmtherapeutische Methoden greifen zum plausiblen Beweis ihres Daseins auf vieldeutige Begriffe zurück und steigen in mystifizierende Erklärungsgründe hinab. So ist man nicht erstaunt, wenn Froeschels das Kauen und Sprechen vom Ursprung her als identisch ansieht. Sprechen ist somit die Fortsetzung des Essens mit nur wenig veränderten Mitteln zu kommunikativen Zwecken. Man nehme einen Bissen und zerkleinere ihn im Munde! Das stimmtherapeutische Element besteht darin, daß man während des Kauaktes – ganz gegen die gute Sitte – zu sprechen beginnt. Was dabei herauskommt, hört sich dann an wie: Njam – njom – njaim – njaum. Wenn man das ausreichend mit echtem Kaugut geübt hat und Verspannungen im Bereich der Wangen-, Kiefer- und Zungenmuskulatur vermeidet, kann man nachfolgend dazu übergehen, auf den Bissen zu verzichten. Es genügt zuletzt die gedankliche Vorstellung, im Munde etwas zergehen zu lassen und «njam – njom – njaim – njaum» zu lautieren.

Kauübungen haben einen *Entlastungseffekt* bei Stimmstörungen. Im gekoppelten System von Respirator (Lungen), Vibrator (Stimmritze), Resonator (Mund-Rachenraum) unterbinden sie Spannungen bei der Lautgebung (Artikulation), – der angeblasene Luftstrom wird störungsfrei in Stimmschall umgewandelt.

Es läßt sich auch Kritik gegen die von Froeschels sogenannte *«Kauidee»* anmelden, aber wenn sie richtig dosiert und unter Kontrolle eingesetzt wird, überwiegen ihre Meriten. Ausgezeichnet bewährt hat sie sich als Einstimmethode für die mittlere Sprechstimmlage. Wer sich auf eine größere Sprechleistung vorbereiten muß, ziehe sich lauthaft kauend für 10 Minuten zurück. Er wird sich danach «warm gesprochen» haben (warming up training).

Erfahrene Stimmtherapeuten werden bestätigen, daß sich eine «verfahrene» Stimme am leichtesten «umbahnen» läßt, wenn man auf die entwicklungsgeschichtlich tiefer gelagerten lauthaften Reflexe zurückgreift. Das eröffnet die Chance, mit unverbildeten und unverstellten Lautprodukten ein hygienisches Stimmniveau aufzubauen. Zu diesen für therapeutische Zwecke gut einsetzbaren **Vitalimpulsen** zählt der **Seufzer.**

Dieser Ausatmungsvorgang, der wie ein verlängertes dumpfes /e/ klingt, so wie wir es als Endlaut in dem Wort «Grube» hören, kann Verschiedenes ausdrücken: «Es ist geschafft!» – «Ich kann nicht mehr!» – «Wie schwer ist doch alles!» Ein Beiklang von Endgültigkeit. Es ist alles gesagt und behandelt worden! Und eben dieser «Ausklang» löst muskuläre Anspannungen besonders auch in der Artikulationsmuskulatur. Nicht nur die Schlundmuskeln lockern sich und erweitern damit die Resonanzräume, auch die Halsmuskulatur verliert ihre Härte. Das zwischen Zungengrund und Brustbein elastisch aufgehängte Kehlkopfgerüst kann wieder frei schwingen, der Ton ungehindert passieren.

Diese elastische Aufhänge-Vorrichtung (Abb. 15) versuche jeder einmal an sich selbst abzutasten. Man umspannt mit Daumen und Mittelfinger (mit dem Zeigefinger kann man gleichzeitig den Spannungsgrad der Halsmuskulatur nachprüfen) das locker bewegliche Zungenbein, das sich zwischen Kinnspitze und herausragendem Kehlkopfknorpel aus der Halsmuskelmasse heraushebt. Von dieser halbrund gestalteten Knorpelspange gleitet man abwärts in eine Rinne, die durch ein zwischen Zungenbein und oberem Rand des Kehlkopfknorpels ausgespannte Gewebsband gebildet wird. An dieser Stelle tastet man die Form des Kehlkopfknorpels ab, um bei einem pathologisch zu weit nach oben «hüpfenden» Schildknorpel gegengewichtig einen sanften Druck nach unten auszuüben. Dies kann auf Anhieb die Tonqualität verbessern und ist eins der wenigen Manipulationen zur direkten Stimmkorrektur.

Ähnliches bewirkt die **Gutzmannsche Druckprobe:** Während

ein Ton angehalten wird, drückt man sanft auf den oberen Schildknorpelrand. Das spannt den Stimmbandmuskel und erhöht die Stimmlage um einen halben bis ganzen Ton. Sekunden später sinkt die Stimme wieder auf ihr Ausgangsniveau zurück. Bei kranken Stimmen verzögert sich die Rückkehr.

Um einen therapeutischen Nutzen zu erzielen, erweitern wir die Dauer des seufzenden oder auch gestöhnten /e/-Lauts und steigern und senken abwechseln die Lautstärke. Der entspannte artikulatorische Zustand darf dabei nicht aufgegeben werden. Vom lauthaften Seufzen geht man auf das lautlich gröbere, sich rhythmisch wiederholende **Stöhnen** über. Es trägt zur Lockerung der inneren Kehlkopfmuskulatur bei und macht körperliche Schallvorgänge stärker bewußt, wenn man die rhythmischen Stöhn-Folgen sowohl bei Aus- als auch Einatmung intoniert. (Der bekannte Eselsschrei ist solch eine Doppel-Intonation von einatmendem /i/ und ausatmendem /a/. Einatmungs-Stimmübungen dürfen aber immer nur kurzfristig und mit strenger Zielrichtung eingesetzt werden. Unverändert besteht der Leitsatz: *Sprechen ist Ausatmung!*)

Ob Seufzer- oder Stöhnübungen – sie dürfen nicht mechanisch ausgeübt werden! *Alle* Arten von Stimmübungen haben nur Erfolg, wenn eine Mitteilungsabsicht dahintersteht. Auf Stöhnen und Seufzen übertragen heißt das: Ich sage mir oder meinem Partner, wie es um mich steht. Ich produziere keine Töne, sondern Empfindungen.

Das *Prinzip* jeder *Stimmübungsbehandlung* ist die möglichst nahtlose Verknüpfung von Phonotechnik und Psychotechnik:

Auf dem Atem sprechen Ausatmung dosieren (stützen) Resonanzräume weit stellen Ton vorn bilden	+	partnergerichtet stimmungsgetragen situationsgebunden

Damit sind die seit alters her bekannten Wege der Stimmtherapie angesprochen:

mechanisch	(über die Muskelentspannung zur psychischen Gelassenheit)
psychologisch	(über Angstlösung zur Muskellockerung)

Erklärung:

«Auf dem Atem sprechen» heißt, nur so viel Atemvolumen bereithalten, wie für die beabsichtigte Wort- oder Satzfolge erforderlich ist. Kein übermäßiges Atempumpen! Prof. Coblenzer spricht in diesem Sinne von «atemrhythmisch angepaßter Phonation».

«Ausatmung dosieren» umschreibt dies mit anderen Worten. In der Sängerpraxis ist der Ausdruck «Stütze» (appoggio) gebräuchlich. Die Ausatmungstechnik bestimmt die Leistungsfähigkeit einer Stimme.

«Ton vorn bilden» verlangt, daß die Zunge als Steuer des Sprechens und Singens mit der Hauptbewegungstendenz zum oberen Zahnkranz hin mobil gehalten wird. Die Eleganz und Lockerheit der Lippenbewegungen (Ausformung) spielt für die Abstrahlungs-Kraft des Tones eine wesentliche Rolle.

«Resonanzräume weit stellen» meint den Zungenkörper flach halten, um den Rachenraum zu erweitern. Der Schallabfluß aus dem Kehlraum darf nicht behindert werden. Zum gleichen Zweck wird der Kehlkopf tief gestellt (physiologische Ausgangssituation jeder Sprechhandlung). Das Gaumensegel soll eine Spannung haben, die dem jeweiligen Laut das angemessene Maß an nasalem Beiklang zuteilt. Weitstellung der Resonanzräume bedeutet also: optimale Freisetzung der artikulatorischen Energie.

«partnergerichtet» besagt, die Lautübungen in einen imaginären Dialog einzufügen. Um auf das Beispiel zurückzukommen, von dem unsere Aufzeichnung von Grundsatzregeln zur Stimmübungsbehandlung ihren Ausgang genommen hat: Ein Seufzer ist nicht nur der monologische Ausdruck des «Wie-schwer-man-es-doch-hat». Er ist auch und vorrangig ein Anruf an den Partner: «So hilf mir doch!» Eine Stimmstörung läßt sich um so leichter beheben, je mehr es gelingt, sie aus ihrer monologischen Isolierung und Verstrickung zu lösen. Eine leistungsfähige Stimme ist immer eine souveräne Stimme, die sich nicht scheut, den Partner offen anzusprechen.

«stimmungsgetragen» entspricht unserem Verständnis von einer intimen Bindung (als Wechselverhältnis) der Stimmung an die Stimme. Keine Rede ohne Gefühl. Der Verstand kann von den scheinbar logischen Argumenten einer Rede übertölpelt werden, – aus dem Ton, der die Musik macht, kann eine (geschulte) Empfindsamkeit die Lüge heraushören. In letzter Konsequenz: Wer ständig gegen seine Grundbefindlichkeit (Stimmungslage) spricht oder sprechen muß – wird stimmkrank.

«situationsgebunden» will ausdrücken, daß eine große Rede nicht in einem kleinen Saal gehalten werden kann oder umgekehrt. Praktisches Beispiel: ein Lehrer, der den Klassenraum mit einer Versammlungshalle verwechselt und dementsprechend glaubt, die Stimme verstärken und in der Tonlage überhöhen zu müssen. Oder ein Pfarrer, der die Kanzel im Kirchenschiff mit dem Beichtstuhl verwechselt.

Setzen wir die Pointe mit dem alten Sängerspruch:

Nicht die Kehle, – die Seele soll singen (sprechen)

Eine andere empfehlenswerte *Vitalimpuls-Übung* ist das **Gähnen.** Man kennt das Höflichkeitsgähnen. Eine vornehme Art, seine Unbeteiligtheit und distanzierende Müdigkeit durch Gegenspannung im Lippen- und Wangenbereich zu unterdrükken. Schon beim Anflug des Gähnens wird der Mund geschlossen gehalten. Demgegenüber steht das zwanglose Gähnen, das von einem dumpfen Laut begleitet wird. Zwischen dem gehemmten und ungehemmten Gähnen liegt die für die Stimm-

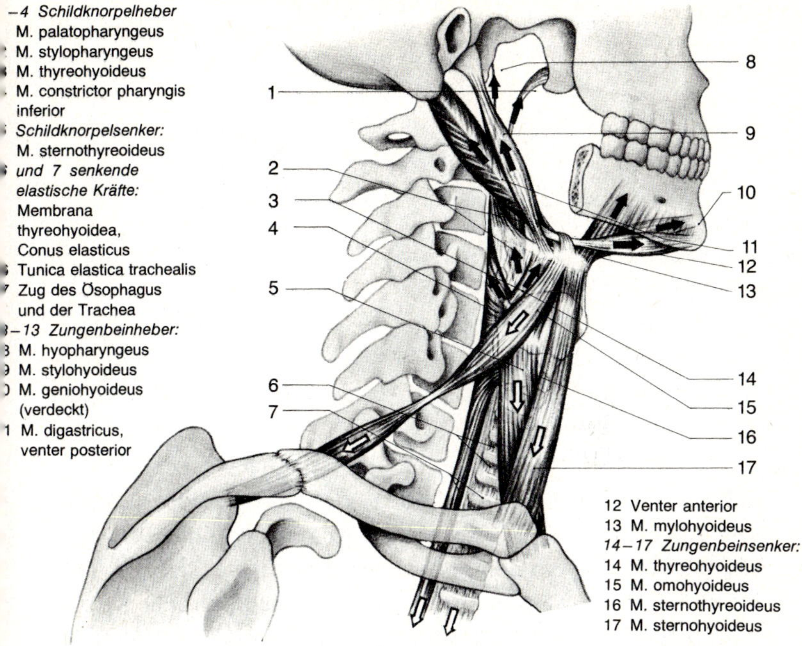

Abbildung 15: Muskelgurtung des Zungenbeines und Aufhängung des Kehlkopfes. Darstellung der hebenden und senkenden Kräfte. (Aus Berendes et al.: HNO-Heilkunde, Stuttgart 1982.)

übungsbehandlung hilfreiche Übergangsform: ein das Ansatzrohr und die Resonanzräume weit öffnendes Einatmen, dem auf dem Höhepunkt der Weitung die spannungsbefreiende Ausatmung folgt (Abb. 16). Wenn dieser Atemakt verzerrungsfrei, d.h. ohne muskuläre Verspannungen abläuft, dann kann dazu übergegangen werden, auf dem Ausatmungsstrom Vokale, Silben, Wörter oder kurze abgeschlossene Sätze mitlauten zu lassen (s. Übungsschema Abb. 17).

Seufzer- und Gähnübungen bauen muskuläre Versteifungen der inneren und äußeren Kehlkopfmuskulatur, der Halsmus-

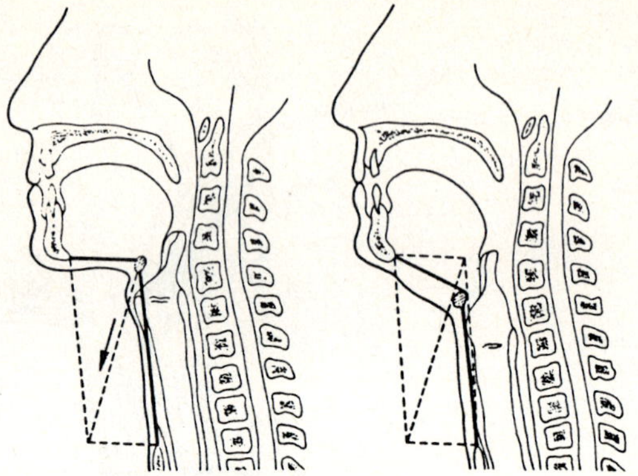

Abbildung 16: Durch Gähnen bewirkte Schallraumweitung (nach Fernau-Horn).

keln einschließlich Schultern, der Gesicht-, Zungen-, Mund- und Rachenmuskulatur ab, stellen Ansatzrohr und Resonanzräume weit, lockern den Federungsmechanismus des Kehlkopfes und halten die Stimmfalten elastisch. Die natürliche Kombination von Ein- und Ausatmung qualifiziert zu einer fundamentalen Atemübung. Da die Aktionsmuster von Vitalimpulsen in älteren Teilen des Gehirns eingespeichert sind, macht es sie weniger störanfällig gegen nervöse Irritationen und sichert in der Regel den «unverkrampften» natürlichen Ablauf. Es ist sicher kein Problem, die Gähnübungen trainingsmäßig in die üblichen Tagespflichten einzuschalten, die wenigen Übungssekunden sollten auch bei chronischer Zeitknappheit zur Verfügung stehen. Ebenso steht es mit dem Seufzen. Zugespitzt formuliert: Die Menge der Seufzer steht mit dem Quantum der gewonnenen Erleichterung in einem direkten Verhältnis.

Für den renommierten amerikanischen Stimmtherapeuten Perkins ist eine wohlgestaltete Stimme im wesentlichen gleichzusetzen mit dem Ausdruck eines ausgedehnten Seufzers.

Zum Kanon probater Übungen für die Rehabilitation gestörter Stimmen zählen **Summ- und Brummübungen.**

Schon die älteste phoniatrische Literatur weist darauf hin. Man beginnt bei diesem Übungskomplex, der die Funktion eines artikulatorischen und resonatorischen «Weichmachers» übernimmt, mit Lockerungen der Hals- und Gesichtsmuskulatur. Kopfnicken als Zustimmungsgebärde und Kopfschütteln als Ablehnungsmetapher werden zuerst lautlos ausgeführt. Ein Blick in den Spiegel stellt sicher, daß sich keine überhöhten Muskelverspannungen vorfinden. Nach der einleitenden stummen Phase werden die konventionellen Kopfgesten mit ablehnenden oder bejahenden Lautgebärden gekoppelt und in schneller rhythmischer Folge gesteigert: ja-ja-ja-ja-ja; nein-nein-nein-nein-nein. Das kurze Ja entspricht jeweils einer Herunter-Herauf-Bewegung des Kopfes. Das kopfschüttelnde Nein wird im schnellen Wechsel einmal nach rechts, einmal nach links gesprochen. Im nächsten Übungsabschnitt wird das Kopfnicken oder -schütteln im Satzverband präsentiert: Du hast recht! (bedächtiges Nicken) – So ist es! (klares Bestätigen) – Genau! – So wird's gemacht! Oder: Das lehne ich ab. – Ich denke nicht daran. – Kommt nicht in Frage. Die Sätze können entweder Silbe für Silbe im Takt der Bewegung skandiert werden oder die Kopfgeste wird einmalig dem ganzen Satz unterlegt.

Alle Ausdrucksgesten werden im Sitzen, Stehen und Schreiten ausgeführt. Das zwingt bei optimaler Bewegungsökonomie dazu, Kopf- und Beinrhythmus aufeinander einzustimmen. Die artikulatorischen Bewegungen werden somit in einen gesamtkörperlichen motorischen Griff genommen.

Ein Leitspruch der Stimmübungsbehandlung lautet: Sprechen ist Ausatmung – er muß ergänzt werden:

Sprechen ist Bewegung (Handlung)

Eine lautgestische Übung stellt auch das sog. *Kutscher-/r/* dar. Pferde werden mit einem die äußeren Lippen in Schwingungen versetzenden, heftig rollenden brrrr! angehalten. Dieser konsonantische Gestus befördert den Schallimpetus in den vorderen Mundraum. Darüber hinaus kommt es zu entspannenden Rückkopplungseffekten auf die Stimmfalten.

Nach Einübung der Lautgebärden geht man zu den **Summübungen** über.

Übungstafel für Summübungen

ma – me – mi – mo – mu
mau – mei – meu
ma – ma – maa
maaa – ma – ma – ma
ma–maaa – ma–maaa – ma–maaa
mama – memel – mimi – moment – most – mut

miau!
muh!   Tierlautübungen
mäh!

Unbeschwertes, liedhaftes Summen begleitet, wie jeder wohl schon bei sich selbst erfahren hat, die fröhlicheren Momente in unserem Leben. Unwirsches, abweisendes Brummen kann der Gefährte unserer schlechten Laune sein. So gesehen, zählen diese verhaltenen Lautäußerungen zur Gruppe der Vitalimpulse. Sie sind gut dazu geeignet, den Sprechapparat auf eine physiologische Ausgangsbasis einzustellen. Man spürt beim Summen, wie die Schallvibrationen die Räume des Ansatzrohres durchlaufen und über die Knochenwandungen den Nasenansatz an der Stirnbasis zum Schwingen bringen. Es ist die Stelle, die die Gesangspädagogen als «Maske» bezeichnen. *«In-die-Maske-Singen»* dient der Gesunderhaltung der Stimme. Es diszipliniert auch die Stimme, weil es ihr ein Bewegungsziel setzt.

Die resonatorische Rückkopplung erhöht die Tragfähigkeit der Stimme, der Stimmklang wird nach vorn getragen. So sind *Vorn-Sprechen* und *In-die-Maske-Sprechen* nicht divergierende Aufgaben unseres therapeutischen Programms, vielmehr sind beide (fiktiven) Techniken darauf gerichtet, den Stimmklang voluminöser zu machen.

Summübungen haben den großen Vorteil, daß man sie auch bei ungeschickter Bemühung kaum falsch machen kann. In der Regel wird mit dem Summen der Vokale begonnen: ma – me – mi – mo – mu, mei – meu – mau. Die Reihenfolge und der Rhythmus können beliebig verändert werden. Früh sollten die Summ-Folgen zur lauthaften Beschreibung emotionaler Zustände und Vorgänge eingesetzt werden. Der Phantasie sind keine Grenzen gesetzt. Vorschläge dazu:

1. Das Summgeräusch spannungsfrei ablaufen lassen. Nach dem Lippeneinstellaut /m/ sollen die nachfolgend intonierten Vokale auf dem Ausatemstrom mühelos «wie aus dem Munde purzelnd» dahingleiten.
2. Die geäußerten Laute mit einer angenehmen Vorstellung verbinden (Entspannungsstadium-Schonstimme) oder als «aggressive Lautbrocken» dem Gesprächspartner entgegenschleudern (Kraftstimme): Ma – me – mi – mo – mu? – (-Kannst Du mich nicht verstehen?) – Mo – mu – mau – (Es geht mir doch nicht gut) – Ma – me – (Komm mir nicht zu nahe!) – Me – mi (fieser Kerl!) – Mu – meu – (Ich hasse Dich!) usw.

Auch für diesen Übungspart gilt die Regel, das Funktionstraining im Sitzen, Stehen, Liegen und in der Bewegung, im Laufen, durchzuführen.

In der Medizin gibt es den Begriff der Diadochokinese. Ein etwas umständliches Wort für den einfachen Sachverhalt schnell aufeinander folgender gegenläufiger Bewegungen. So wenn ich die Hand in Drehschwingungen versetze, daß einmal die Handfläche und einmal der Handrücken in schnellem

Wechsel nach oben gleiten. Solch eine sich rasch verändernde Folge von Einzelbewegungen ist auch beim Lautieren (Artikulation) gegeben. Es ist ein Gütezeichen gesunden Sprechens, die schnellen Laut-Einstellaktionen mühelos ineinandergleitend ausführen zu können. Man nennt das Koartikulation. Wenn es nicht mehr gelingt – wie bei Sprachdefekten nach Unfällen oder Schlaganfall –, fällt uns die angestrengte, undeutliche Sprechweise sofort auf. Das flüssige Gleiten der Lautfolgen erhöht nicht nur die Verständlichkeit – durch Rückkopplungsvorgänge bei der Lautproduktion werden auch die Stimmbandschwingungen und damit der sog. primäre Kehlkopfton mit beeinflußt. So wirkt sich die

artikulatorische Diadochokinese

günstig für die Stimme aus.

Beispiele diadochokinetischer Lautübungen (s. auch Allgemeines Artikulationstraining S. 98):

Den Anfang machen stumm ausgeführte mimische Bewegungsübungen. Sie haben Aufwärm-Effekt (Warming up), d.h. sie helfen, das Lösen von Verspannungen im Artikulationsbereich vorzubereiten. Zweckmäßigerweise werden sie vor dem Spiegel kontrolliert. Dazu gehören:

- Lippen spitzen (Pfeifen)
- Lippen breitziehen (Raubtier-Zähnefletschen)
- Zunge in zunächst langsamer, dann schnellerer Folge von einem Mundwinkel zum anderen hin- und herbewegen.
- Zunge im Uhrzeigersinn um die Lippen kreisen lassen, darauf in entgegengesetzter Richtung. Auch diese Kreiselübung mit steigerndem Tempo durchführen.
- Zunge abwechselnd in Richtung Nasenspitze bzw. Kinn ausstrecken.

– Zungenspitze hinter den unteren Zahnkranz fixieren, den Zungenkörper über diesen Fixationspunkt hinaus nach vorn aus dem Mund herausdrücken und zurückschnellen lassen. Die Geschwindigkeit steigern(Pneuelübung).

Alle mimischen, kurzzeitigen Übungen im Gesichtsbereich – auch Stirnrunzeln und das Hochziehen und Abwärtsgleiten der Augenbrauen gehörten dazu – werden abgeschlossen durch *Kieferschütteln:* Bei leicht geöffnetem Mund wird kopfschüttelnd der Unterkiefer hin- und hergeschwungen.

Nach den «Aufwärm»-Übungen beginnt das Training der artikulatorischen Diadochokinese. Dabei kommt es darauf an, verschiedene Lauteinstellungen rasch hintereinander mit einem auslautenden Vokal zu sprechen. Schnelligkeit und Lautstärke können gesteigert werden.

Beispiele:

bla – bla – bla – bla ...
pla – pla – pla – pla ...
ple – ple – ple – ple ...
pli – pli – pli – pli ...
bla – ble – bli – blo – blu ...
blei – bleu – blau ...
pla – pli – plo – plu ...
plei – pleu – plau ...
bla – ple – bli – plu – blu ...
plei – blau – plau ...
kapata – kapate – kapati ...
patake – pataki – pataku ...
tapake – tapaki – tapaku ...

Jeder kann sich selbst solche artikulatorischen Hürdenübungen zusammenstellen. Sie im Sitzen, Stehen, Schreiten und Laufen zu vollbringen, entspricht unserem Übungsprinzip. Ein wesentlicher Faktor darf niemals zu kurz kommen:

Das Lauttraining muß Spaß machen.

Nur dann wird es auch konsequent weitergeführt. Miesepetrigkeit läßt jede Art von Körpermotorik erlahmen.

Eine Chance, depressive Stimmungslagen zu überwinden, eröffnen die sog.

Lachübungen.

Lachen und Singen gehört zu den gesündesten körperlichen und seelischen Betätigungen des Menschen.

Bei den Griechen hat man vitale Äußerungen wie Lachen und Weinen (auch Stöhnen und Seufzen erleichtern das Kranksein) bei der Bekämpfung von Krankheiten eingesetzt. Sogar nicht nur um «böse» Stimmungen zu vertreiben, sondern um banale Infekte wie Husten und Schnupfen oder Magenverstimmungen zu kurieren. Die Psychosomatik hat diese Verursachungs- und Wirkungsverflechtung wiederentdeckt.

Was das

Singen

betrifft, sind Volkslieder und kindertümliche Reime dazu geschaffen, Lunge und Kehle freizumachen. Mit Bedacht greifen wir auf älteres Liedgut zurück – älter im Hinblick auf die allgemeine menschliche Entwicklung und die in frühester Jugend vom einzelnen erfahrenen Gesangseindrücke. Schlager und Chansons entstammen einer späteren akustischen Erfahrungswelt. Der letzte Mode-Hit sollte nicht als Übungsgrundlage benutzt werden. Man ist bei Schlagersängern selten sicher, ob es sich um einen «kehligen» Show-Effekt, eine sexy voice, oder bereits um eine Stimmstörung handelt.

Es ist modern geworden, den Stimmen einen überdeckten, belegten, heiseren Klang zu verleihen. Viele junge Leute streben danach, zur Stimm-Schickeria zu gehören. Daß wir für die Gesundung einer Stimme diese Art des Singens *nicht* meinen, sollten unsere Ausführungen über Stimmschäden klargestellt haben. Wie viele «verrauchte» Disco- und Popsänger haben so

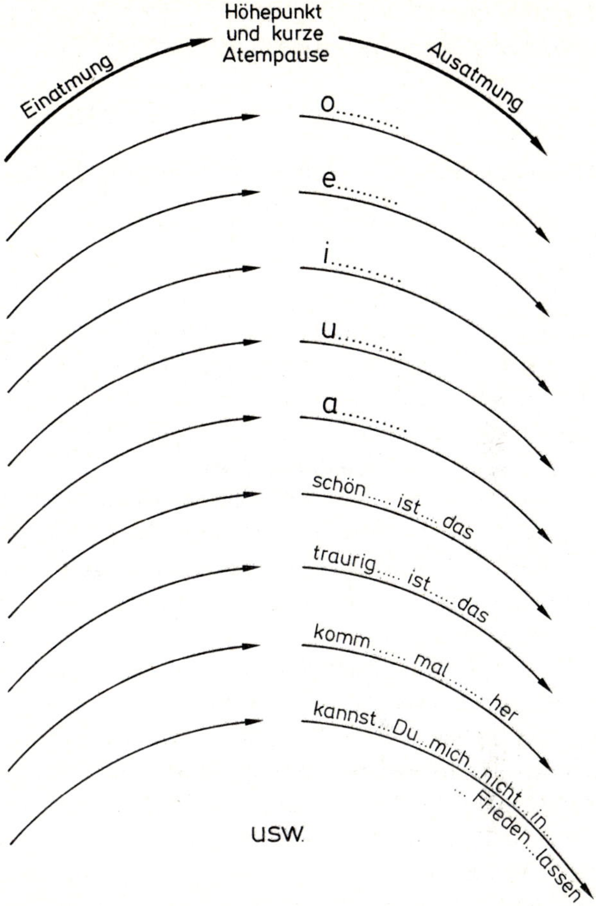

Abbildung 17: Schema der Gähnübungen

rasch (und ungeschult) wie begonnen, ihre Stimm-Karriere wieder aufgeben müssen. Es ist erstaunlich, daß in einer Zeit engagierten und emanzipierten Umweltbewußtseins alle Versuche, die zunehmende stimmliche (übrigens auch stimmungsmäßige) und verbale «Verschmutzung» aufzuhalten, gerade von den Kräften konterkariert werden, die für blauen Himmel, grüne Wiesen und friedlich weidende Schafherden schwärmen!

Blühende Stimmen – nicht verrauchte, graue Töne

– das ist eine Forderung der Stimmhygiene.

Warnen muß man allerdings auch vor der feuchtfröhlichen Praxis mancher Gesangsvereine. Nicht wenige Hobby-Sänger haben sich im stimmbeflügelnden Chorus, wo die Eigenkontrolle leicht verloren geht, ihre Stimme verschrieen.

Stimmübung: Lachen

Für unseren Zweck ist natürlich nicht das versteckt heimliche, kichernde, hinter der vorgehaltenen Hand ausgeübte Lachen und erst gar nicht das verlegen geschamige Lächeln gefragt. Wir üben das offene, lauthals hervorquellende oder perlende Lachen. Das

Lach-Stakkato.

Das einzelne Lachelement (ha oder hi oder hä) wird – durch Stops unterbrochen – in ziemlich regelmäßiger Folge hervorgestoßen. An diesem Akt ist Atmung, Stimm- und Lautgebung koordiniert beteiligt. Der Hauptatemmuskel, das Zwerchfell, übernimmt hier die «tragende» Rolle. Lachen ist ein exzellentes Zwerchfelltraining.

Lachen hat Charakter. Es gibt die voluminöse, breite, behäbige Art, wofür sich der Vokal /a/ anbietet. Wir kennen die spitze, kichernde, schadenfreudige, klammheimliche Variante, für den Vokal /i/ wie auf Maß geschneidert. Es findet sich die hämische Ich-habe-Dir-eins-ausgewischt-Version des Lachens, sie läßt sich mit dem Vokal /e/ adäquat ausdrücken. Man kann satt, spießig, schmerbäuchig lachen, wenn man das /o/ benutzt. Verwendet man das /u/, übernimmt man das Unbestimmte, Fremde, Unheimliche dieses Lautes. Dieses Lachen weiß noch nicht, an welchen Adressaten es sich wenden soll; im Verklingen bleibt ein Rest von Verlegenheit. (Abb. 18)

Die Schallbilder des Lachens bestätigen unsere These, daß für eine proportionierte «Stimmgestalt», für eine effiziente Stimmproduktion die Einheit von Absicht und Ausführung (Wirkung)

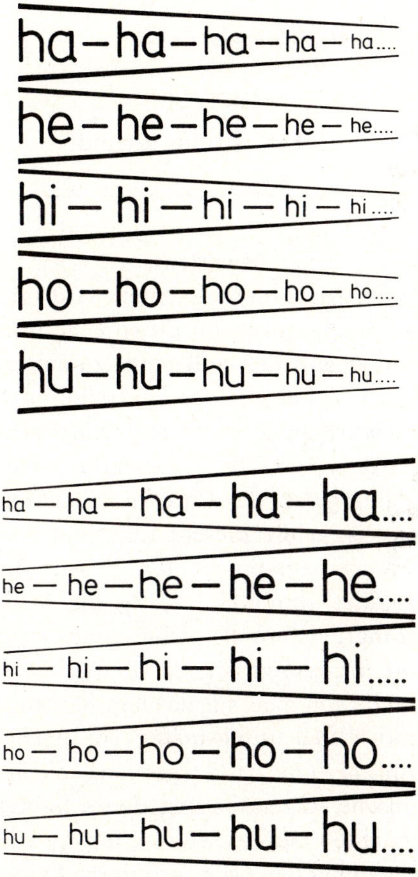

Abbildung 18: Schema der Lachübungen.

maßgebend ist. Auf einen einfachen Nenner gebracht, bedeutet dies: Wem das Herz voll ist, dem geht der Mund über. Oder:

Zuerst denken und empfinden – dann sprechen wie einem das Maul gewachsen ist!

Stimmhygienische Grundregel:

Lachen wir uns gesund!

Richtlaut

Von nachdenklichen Stimmpatienten wird oft die Frage gestellt: Welcher Übungslaut ist für die sprecherische und stimmliche Umerziehung günstig? Soll man, zumindest anfänglich, einen bestimmten Vokal aus der Lautreihe vorziehen? Meist denkt man an das scheinbar leicht zu produzierende /a/. Davor muß aber gewarnt werden. Es ist für den einwandfreien Klang von /a/ nicht damit getan, den Unterkiefer einfach fallen zu lassen. Paradoxerweise gehört dieser Laut zu den schwierigsten, in vielen Schattierungen aussprechbaren. Es wäre keinesfalls vorteilhaft, ein dunkles, dumpfes /a/, das die Artikulationsbasis nach hinten drängt, als initialen Übungslaut einzusetzen.

Als *Leit- und Bezugslaut* für die Übungsbehandlung in der deutschen Sprache soll man auf das laut Statistik weit verbreitete und dennoch bedeutungsmäßig ein Aschenputteldasein führende, «stumme» /ə/ zurückgreifen. Wenn wir auf die dumpf rhythmische Akzentuierung dieses Lautes im Kontext einer Rede verzichten müßten, verlöre die Sprache durch Kontrastmangel gegenüber den prononcierteren Lauten ihre Natürlichkeit. Sie klänge metallen und blechern.

Der Übungsvorteil des unbetonten /e/ – auch *Schwa-Laut* genannt (Grub/ə/ – glaub/ə/n – b/ə/stimmt), besteht in der lauthaften Neutralität und den entspannten artikulatorischen und phonatorischen Muskeln.

In rascher Folge intoniert

ə – ə – ə – ə – ə

(es hört sich wie kurz abgehacktes Stöhnen an), stimmt das unbetonte /e/ auf die mittlere Sprechstimmlage ein. Nach anstrengenden Sprechleistungen – Unterricht über viele Stunden in der Schule, langdauernde intensive Diskussionen, Instruktionen in geräuschvoller Umgebung – sollte man sich die Zeit lassen, die strapazierte, meist überhöhte Stimmlage auf das Normalmaß zurückzuführen.

Übungen mit unbetontem /e/ können aus dem Stöhnen und Seufzen (Vitalimpulse) heraus entwickelt werden. Systematisch läßt sich ein Übungsprogramm aufbauen, indem man, wie bei anderen Lauttrainingskomplexen, Konsonanten als Auslöser verwendet:

bə – bə – bə
pə – pə – pə
mə – mə – mə
tə – tə – tə
gə – gə – gə usw.

Instrumentelle Hilfen beim Stimmtraining

Der Spiegel ist ein erprobtes, einfaches Gerät zur Beobachtung der Artikulationstechnik. Geeignet ist jeder Hand- oder Standspiegel. Man kontrolliert die Lippenstellungen und – soweit sichtbar – die Zungenaktion bei einzelnen Lauten und zusammenhängenden Texten. Ein prüfender Blick gilt überdies den mimischen Mitbewegungen, wie weit sie fließend oder verspannt die Lautung begleiten. Der *Artikulationsspiegel* gehört zur Grundausrüstung beim täglichen Übungsprogramm.

Wer die nasale Beimischung seiner Stimme sichtbar machen will, kann einen länglich viereckigen *Metallspiegel (nach Glatzel)* benutzen, der auf der Schmalseite eine halbrunde Einkerbung aufweist, die zwischen Nasenlöcher und Oberlippe aufgesetzt wird. Auf der (kühlen) Spiegelfläche bildet sich eine typische Hauchgestalt aus, wenn im Deutschen bei den Nasallauten m, n, ng die wärmere Ausatmungsluft aus beiden Nasenlöchern tritt. (Die freie Durchgängigkeit der Nasenhaupthöhlen ist selbstverständlich die Voraussetzung. Wenn das nicht der Fall ist, muß der HNO-Arzt konsultiert werden.) In der Regel wird bei den übrigen deutschen Lauten kein «Atemfleck» beobachtet. Aber man muß wissen, daß der velopharyngeale Verschluß vom Mundrachen zum Nasenrachen bei den einzelnen Lauten verschieden dicht abschließt, so beim /a/ weniger als beim /i/. Einen sehr festen Abschluß zur Nase hin fordern die s-Laute. Sie sind deshalb gut geeignet, die Funktionsfähigkeit der Nasenrachen-Abdichtung nachzuprüfen.

Von besonderer Wichtigkeit für das Lauscherfassen der Stimme und die Verlaufskontrolle der Übungen ist das *Tonbandgerät (Kassettenrecorder)*. Man gewinnt damit ein objektiveres Verhältnis zu den eigenen Stimmgewohnheiten und -auffälligkeiten. Der Klangzustand kann vom Beginn der Übungsserie an jederzeit abgefragt werden und bei zunehmender Verbesserung eine positive Konditionierung erwirken, d.h. die täglich erarbeiteten und beim Abhören nachgewiesenen kleinen Erfolge haben Verstärkerfunktion für den Enderfolg.

Wenn man es sich leisten kann, sollte man zusätzlich die *Videotechnik* einsetzen. Wer einmal gesehen hat, wie eine rigid erstarrte Gesichtsmuskulatur den verspannt heiseren Lautausdruck geradezu provoziert oder umgekehrt, wie eine lebhafte Mimik den Stimmklang mit «Seele» füllt – der wird nicht daran zweifeln, daß wir sehend hören und hörend sehen. Was unsere Grundmeinung bestätigt, daß der Stimmausdruck die Gesamtleistung aller Sinne und Muskeln ist.

Man sollte nicht unterlassen, die Ton- oder Videoband-Stimme bei verschiedenen Lautstärken auf sich einwirken zu lassen. Damit erzielt man einen therapeutischen Effekt (**Dynamische Stimmtherapie**). So wie es in der Hörprüfmethodik ein sog. Rekrutierungsphänomen (Rekruitment) gibt (die Empfindlichkeit für sehr laute Töne nimmt bei einer bestimmten Art von Schwerhörigkeit zu, indem nach gängiger Vorstellung mehr Hörzellen für die Höraktion rekrutiert werden), – so ähnlich kann man auch die Wirkung überlaut angebotenen Textmaterials betrachten: alle für die Korrektur einer gestörten Stimme zuständigen Faktoren wie Konzentration, Aufmerksamkeit, Sensibilität, Körperspannung, Lauschintensität werden mobilisiert, – man kann die Begriffe bündelnd, geradezu vom Erwecken der **Hellhörigkeit** sprechen.

Übrigens kann man auch ohne aufwendige Technik die Schallverstärkung für die Stimmbehandlung nutzbar machen: Beide Handflächen werden – trichterförmig vorgewölbt – auf den Knochen hinter die Ohrmuscheln, die dabei etwas nach vorn geklappt werden, aufgesetzt. Der eigene Stimmschall wird jetzt intensiver abgehört. Je weiter man die beidseitigen Halbtrichter nach vorn wendet, um so lauter wird der Selbstschall aufgenommen. Vorteilhaft ist, daß man diese «Apparatur» ständig bei sich führt.

Zählt man schließlich noch unser Ohr als feinstes Abhörinstrument hinzu (dessen Schulung wir uns als ständige Aufgabe bewußt gemacht haben), dann ist die Liste der einfachen Hilfsmittel für das Hörtraining in Eigenregie unter Fachanleitung schon vollständig.

(An Geräten seien noch genannt ein Filterapparat, der das Sprechen sichtbar macht, wo sich auf dem Bildschirm die falsche Klangbildung in das Kurvenbild der richtig angezeigten hineinkorrigieren läßt (Visible Speech); der S-Indikator zur korrekten Einübung des S-Lautes; der N-Indikator zur Einstellung der Nasalierung und der Fo-Indikator (Grundfrequenz-Anzeiger), der zur Tonhöhenschulung der Stimme dient. Die letzten drei Geräte werden von der Fa. Siemens hergestellt.)

Wie erhält man seine Stimme gesund und leistungsfähig

Für einen funktionell Stimmgestörten mit und ohne organische Veränderungen gilt, daß ähnlich wie beim Diabetiker und Übergewichtler zeitlebens Stimmdiät zu halten ist. Was darunter zu verstehen ist, wird nachstehend erläutert.

Vorbemerkung: In der Antike und nachfolgend bis in das späte Mittelalter hinein hat man sich sehr gründlich um die Gesunderhaltung der Stimme gekümmert. Überlieferte stimmdiätische Vorschriften und Rezepturen legen Zeugnis davon ab. Das ist nicht verwunderlich, wenn man bedenkt, daß die Stimme, ohne die uns heute zur Verfügung stehenden elektronischen Verstärkeranlagen, größere Menschenansammlungen in weiten Räumen oder auf freien Plätzen erreichen mußte. Man stelle sich Cicero vor dem römischen Senat vor, Paulus auf dem Aeropag, den Bußprediger Savonarola vor den Bürgern Florenz, Luther auf dem Reichstag zu Worms, den Kanzelredner Abraham a Sancta Clara in Wien, Liebknecht vor dem Berliner Schloß!

Da man wußte, daß von der Stimmkraft Entscheidendes abhängt, versuchte man diese durch Kräuter, Tinkturen, Mixturen und fromme Anrufungen zu erhalten und zu stärken. (So wie man es heute noch zur Förderung der Manneskraft im Anzeigenteil der Zeitungen findet.) Eine Unmenge von Rezepturen auf mystische Weise zusammengebrauter Säfte sind uns überliefert. Keine Pflanze, keine inständige Beschwörung, die man nicht ausprobiert hätte. Daneben stehen banale praktische

Hinweise wie: Vor einer größeren Sprechaufgabe kein Bohnengericht zu verzehren, bei «angestrengtem» Kehlkopf mit Salbeitee zu gurgeln, vor dem Singen ein rohes Ei zu schlucken, bei Halsschmerzen einen feucht-wollenen Umschlag zu machen usw.

Abergläubische Sänger treffen noch heute höchst geheimnisvolle Vorbereitungen, ehe sie sich auf die Bühne begeben. Caruso wird nachgesagt, daß er besonders eifrig im Mischen der seltsamsten Ingredienzien war. Er hat sich nicht gescheut, neben verschiedenen Getränken und Gurgelmitteln Talismänner bei sich zu tragen und das Gedenken an seine tote Mutter heraufzubeschwören. In dem Arsenal stimmfördernder Mittel tauchen noch heute rohe Eier, Milch, Essig, Kräutertee, Honig auf. Oder man läßt Quark langsam auf der Zunge zergehen oder kaut schlicht einen Kaugummi. Fast jeder weiß anzugeben, welches Getränk oder welches Nahrungsmittel seiner Stimme besonders wohltut. Bei dem einen ist es der Salbeitee (möglichst ungezuckert!), bei dem anderen der Apfel (aber ohne Schale!), bei einem dritten ein rohes Ei (aber nur der Dotter!), – wir könnten die Reihe dieser Eigentümlichkeiten noch lange fortsetzen. Man sollte das vom einzelnen Erprobte nicht gering schätzen oder vielleicht lächerlich machen wollen. Im Gegenteil, der besinnliche Augenblick einer vorbereitenden Handlung kann für das Einpendeln auf eine stabile Lage von Stimme und Stimmung wichtig sein (stimmlicher Initiationsritus). Wie man zu diesen stimmklang- und -kraftverbessernden Maßnahmen auch stehen mag – ihre Ritualisierung soll helfen, die «bösen Stimmgeister» zu vertreiben. Mit welchen Mitteln dies erreicht wird, durch einen selbstgebrauten Stärkungstrunk oder eine fabrikgefertigte Beruhigungstablette, das ist im Grunde zweitrangig, wenn man nur von der positiven Wirkung überzeugt ist.

Noch gegen Ende des vorigen Jahrhunderts kamen Stimmdiätvorschriften heraus, die im Detail festlegten, welche Art von Korsett für Sängerinnen angemessen sei, wie zeitig man schlafen gehen müsse, um ausreichend «der Stimmruhe zu pflegen», welche gymnastischen Übungen am offenen Fenster ausgeführt werden sollen, ob man vorbeugend einen Wollschal tragen darf usf.

Was können wir Nachgeborenen nun tun, um unsere Stimme fit zu halten. Denn es bleibt die bestürzende Tatsache, daß trotz technisch hochleistender Verstärkeranlagen die Zahl der Stimmgestörten nicht abgenommen hat. Dafür gibt es viele Gründe. Obwohl wir nicht unsere Stimme forcieren müssen, damit sie weite Flächen überschallt – sprechen wir doch kräftiger, angespannter, härter, weil sich unser Leben meist in **Lärmkulissen** abspielt. Ob man im Auto fährt, auf der Straße läuft, im Maschinensaal steht, im Großbüro schreibt, in der Gaststätte sitzt oder in der Disco tanzt, – stets äußern wir uns inmitten eines geräuschdurchtobten Umfeldes. Diese Umstände tragen zweifellos Schuld daran, daß die Stimme Schaden erleidet. Das akustische Feedback ist gestört. Neben der Lärmbeschallung belasten uns Konflikte und Belastungen unterschiedlichster Art. Diese zivilisatorischen Phänomene schaukeln sich gegenseitig auf. Ständiger Lärm neurotisiert den Menschen – der «nervöse» Mensch reagiert übersensibel auf Lärm. In der Hierarchie vorbeugender Maßnahmen gegen Stimmstörungen steht die Lärmbekämpfung obenan. Das ist ein moderner Gesichtspunkt, der in den alten Stimmdiätetiken fehlt.

«Ökologische» Innenaspekte berührt das **Rauchen,** das allerdings auch, wenn man ihm passiv ausgesetzt ist, eine äußere Seite hat. Gesundheitserzieherische Ermahnungen helfen wenig – entziehungsfördernde Medikamente noch weniger. Es bleibt eine persönliche willentliche Aufgabe, die man im Schneckengang oder als Blitzaktion durchführen mag. Die Gemüter stellen sich unterschiedlich darauf ein. Immer wieder aber muß man auf die gesundheitsschädigende Auswirkung hinweisen. Die heisere Stimme als Symptom einer (exogenen) chronischen Laryngitis oder (schlimmer!) eines Kehlkopfkrebses oder von

Bronchialerkrankungen, steht dabei statistisch ermittelt an zweiter Stelle. Erstrangig sind die Gefäßschäden, die praktisch alle Organe und Funktionen des Körpers in Mitleidenschaft ziehen können. Angehörige von Sprechberufen sollten deshalb das Rauchen einstellen oder stark reduzieren. Sie müssen auch vermeiden, sich in rauchgeschwängerten Räumen aufzuhalten. Wenn man sich Lehrerzimmer oder Künstlerkneipen vor Augen hält, ist das vermutlich nicht immer leicht zu praktizieren.

> Nicht rauchen – sich nicht in verrauchten und staubigen Räumen aufhalten

Schleimhautschädigend wie das Rauchen ist das zügige «Hinterkippen» sehr *kalter, heißer oder scharfer Getränke und Speisen.* Der «Harte», der einem den Atem verhält, die Molle, die durch die Kehle zischt, der gepfefferte Bissen, der in der Gurgel wie ein Feuerbrand wütet, – das alles mag männliches Statussymbol repräsentieren. Zur Gesunderhaltung der Schleimhaut trägt es bestimmt nicht bei. Diese Einsicht schlägt sich bereits in den stimmdiätetischen Vorschlägen der Alten nieder. Für den Berufssprecher ist schon aus allgemein gesundheitlichen Rücksichten eine neutrale, reizfreie Kost zu empfehlen. Mäßigung auch in der Fülle. Leicht verwandelt bleibt der Spruch gültig:

> Ein voller Bauch parliert nicht gern.

Infekte im Bereich der oberen Luftwege schließen den Kehlkopf sowie seine angrenzenden Räume meist nicht aus. Allerdings ist die Anfälligkeit für eine «absteigende» Entzündung, d.h. für eine sich nach unten ausbreitende Angina, einen Schnupfen oder Rachenkatarrh oder eine Nasennebenhöhlenentzündung recht unterschiedlich ausgeprägt. Darum ist der Nutzen vorbeugender Maßnahmen für den einzelnen schwer bestimmbar. Es ist eine gegenüber allen gesundheitsapostolischen Bußandrohungen frappierende Tatsache, daß es Leute gibt, die nicht bei offenem Fenster schlafen, die nicht kalt duschen, die keine Morgengymnastik betreiben, die nicht durch Wald und Wiese joggen und die dennoch kaum von Erkältungen geplagt sind, geschweige jemals heiser waren. Wogegen Pedanten einer gesunden Lebensführung auch bei Befolgung aller guten Ratschläge oft vergeblich gegen die gehäuft auftretenden Erkältungsschübe ankämpfen. Damit soll nicht gesundheitserzieherischer Pessimismus verbreitet werden, aber doch Nüchternheit bei prophylaktischen Maßnahmen.

Wieder einmal müssen wir das Prinzip, das unseren Ausführungen leitmotivisch zugrunde liegt, herausstreichen: Es kommt entscheidend auf die *Einstellung* an, die wir Mißhelligkeiten und Störungen, ob nun seelischer oder leiblicher Herkunft, entgegenbringen. Die Prophylaxe wird damit von Äußerlichkeiten wie Wollschal und kalte Dusche auf den «inneren» Abwehrbezirk verlegt. Es ist nämlich ein Unterschied, ob ich bei einem banalen Schnupfen davor zittere, nun auch gleich heiser zu werden (wie es Künstlerseelen im Zuge einer self-fullfilling prophecy geschehen kann) oder ob ich nüchtern erwäge: Acht Tage kommt der Schnupfen, acht Tage geht er wieder.

Damit kein Mißverständnis aufkommt. Schillers Ausspruch: «Es ist der Geist, der sich den Körper baut», – ist sicher nicht apodiktisch aufzufassen. Wir können Krankheiten schließlich nicht wegsprechen oder gesundbeten. Aber wir greifen bereits positiv in den Verlauf einer Störung ein, wenn wir uns ihr nicht bedingungslos ausliefern.

Wo wir das Problem der Einstellung Krankheiten oder Störungen gegenüber aufgeworfen haben, liegt die Frage nahe, welche unterstützenden *Medikamente* uns zur Verfügung stehen.

Stimmstörungen werden auch elektrotherapeutisch behandelt. Die Verordnung ist Sache eines Facharztes. Es bestehen unterschiedliche Meinungen über den Erfolg einer solchen Behandlung. Bei funktionellen Störungen ist die Stromtherapie entbehrlich, bei Stimmbandlähmungen einen Versuch wert. Elektrotherapie ohne gleichzeitigen Stimmeinsatz ist nutzlos.

Bei den Akut-Fällen haben wir bereits Vorschläge unterbreitet. Auch bei «chronischen» Störungen lassen sich Arzneimittel wirkungsvoll einsetzen. Daneben gibt es aber verblüffend einfache Heilverfahren, die effektiver sind als Pillen. Dazu rechnet das Kopfdampfbad, die Einatmung von Wasserdämpfen mit jeweiligen Zusätzen. Erfahrene Halsärzte werden selten darauf verzichten, ihren verschnupften und von Halsschmerzen gepeinigten Patienten Kamillendampfbäder zu empfehlen. *Kamille* ist schleimhautfreundlich, milde und entzündungshemmend, man muß aber wissen, daß sie bei längerem Gebrauch austrocknend wirkt. Die Bereitung und Durchführung von Inhalationen ist denkbar einfach. Es kostet mitunter schon mehr Mühe, einen Patienten davon zu überzeugen, daß die simple Prozedur Linderung verschafft. Neben Kamille kann man mit Sole-Lösungen inhalieren, – Koch-, Emser- oder Karlsbadersalz, Bepanthen oder Tacholiquin dienen als Zusätze.

Zu den schleimhautfreundlichen Mitteln gehört auch die *Pantothensäure,* ein Vitamin des B-Komplexes. In Tablettenform (Bepanthen® Roche) empfiehlt es sich als Lutschmittel vor allem bei den nicht akut entzündlich bedingten «Halsbeschwerden», nicht zuletzt bei Stimmstörungen. Der etwas fade Geschmack – man ist meist schärfere Rachenmittel gewöhnt! – darf nicht über die wohltuende Wirkung hinwegtäuschen.

Bei gelegentlicher «Verkühlung» sollte der Berufssprecher, bevor er den Apothekenschrank öffnet, sich mit einem heißen Fußbad und feuchten Wollwickeln um den Hals zu helfen wissen.

Es ist in dieser Broschüre oft von der wechselweisen Beeinflußbarkeit von Stimme und Stimmung die Rede gewesen. Eine überdrehte Gemütsverfassung, eine nervöse Überreizung vermag eine Stimme derart zu traktieren, daß sie belegt, rauh, heiser wird. Umgekehrt kann eine heisere Stimme eine latente psychisch-vegetative Labilität manifest werden lassen. Der nervöse Mensch, dem die Haut infolge andauernder Überspannung zu dünn geworden ist, muß – so haben wir gehört – sich entspannen lernen, Gelassenheit proben. Entspannende Verfahren ausfindig zu machen, dürfte in der Zeit des Psychobooms nicht schwerfallen. Es bleiben aber Fälle und Situationen übrig, wo wir den anvisierten Entspannungspunkt nur erreichen, wenn wir eine Brücke benutzen. Das heißt – ohne bildhafte Metapher –, daß es notwendig werden könnte, für einen begrenzten Zeitraum *«ruhigstellende» Medikamente* einzunehmen. Man kennt sie auch in der breiteren Öffentlichkeit unter dem Namen Tranquilizer. Sofern sie mit der Maßgabe eingenommen werden, eine vorübergehende Stimmungsschwäche zu beheben, erfüllen sie bei der Behandlung der Stimmschwäche ihren guten Zweck.

Es ist unmöglich, einen Gesamtüberblick über diese Sedativa zu geben. Von den gebräuchlichen nennen wir:

Frisium®
Lexotanil®
Librium®
Tranxilium®
Valium®

Bei Schlafstörungen, die Angst- und Spannungszustände heraufschrauben können, ist das Präparat

Adumbran®

empfehlenswert.

Was kann man nun aber täglich für die Gesunderhaltung, die Bewahrung der Leistungsfähigkeit seiner Stimme tun? Kann man die Stimme «abhärten»? Vom Nutzen eines *Stimm-Jogging* war schon die Rede. Der aus der vorbeugenden Gesundheitslehre übernommene Ausdruck soll unterstreichen, daß die Motorik von Stimmgebung und Sprechlautung untrennbarer Teil der gesamtkörperlichen Bewegung ist. Paradoxerweise widmen wir der Flinkheit unserer Beine mehr Aufmerksamkeit als der Behendigkeit der Stimmfunktion (des Sprechens). Wir putzen uns täglich die Zähne und reinigen regelmäßig die Fingernägel – aber wir vernachlässigen die Reinerhaltung unserer Stimme. Wenn wir vorhaben, gesund zu leben – jedes Übermaß an Alkohol oder Rauchen zu vermeiden, bei offenem Fenster zu schlafen und uns frühmorgens gymnastisch oder läuferisch zu betätigen, – dann sollte unsere Stimme mit von der Partie sein. Mit einem Lied oder einem gesummten Text kann jede Art körperlicher Bewegung begleitet werden. Die Ausatmungsphasen bei der Frühgymnastik lassen sich vokalisch ausfüllen. Auf einem Waldpfad benutzen wir einen umgestürzten Baumstamm zum Balancieren und unterstützen die Balance-Haltung der Arme mit unbeschwertem fröhlichen Jauchzen und Ausrufen, das kräftigt die Rufstimme. Beim Hüpfen auf der Stelle tanzt das Zwechfell mit, der Bauch und die Flanken werden «springelastisch» eingezogen und dabei die Silben intoniert: hap – hep – hip – hop – hup! (Atemwurf) Mit dem Herabfallen des Oberkörpers lösen wir seufzend Verkrampfungen auf. Beim Aufrichten nehmen wir die Arme mit, strecken sie weit nach oben und «staunen» mit einem langgezogenen /a .../, «wundern» uns mit einem /o .../, erleben «schaudernd» ein /u .../. Dies sind nur einige Hinweise darauf, wie wir Sprechen und Bewegung in Einklang bringen können.

Wer es bequemer haben möchte, der setze sich in einen *Schaukelstuhl,* wie es der Stimmtherapeut Prof. Coblenzer vorschlägt. Es gibt wohl kein besseres Kontrollinstrument für die Ruhe- und Sprechatmung. Zunächst pendelt man sich auf das rhythmische Gleichgewicht von Ein- und Ausatmung ein: atmet ein mit dem Rückschwung und atmet aus mit dem Vorschwung. Nach diesem (lautlosen) Atemerlebnis werden auf dem Ausatemstrom in mittlerer Sprechstimmlage Töne balanciert: hooo ... hiii ... huuu ... usw.

Mit dieser Übung werden die denkschöpferischen Vorgänge beim Sprechen mit der Körperbewegung synchronisiert: In der Einatmungsphase versammeln sich die «inspirierten» Gedanken, in der Ausatmungsphase werden sie kundgegeben. Das heißt nichts anderes, als daß beim gelungenen Sprechakt Geist und Körper sich vereinigen. Dies war Erkenntnis und Erfolg schon bei den antiken Rednern.

Erfahrene Therapeuten haben gesagt, daß die Stimmübungsbehandlung eine Kunst sei. Und es ist richtig, daß man bei dieser Heilarbeit nicht allein auf das gespeicherte Wissen bauen kann, daß aber auch die Erfahrung – so förderlich sie sein kann – nicht ausreicht. Über Intuition und Engagement hinaus muß etwas hinzutreten: *Charisma* – eine Ausstrahlungspotenz, die die natürliche Skepsis der Behandelten «überwältigt». Wir scheuen uns nicht, diesen gegenemanzipatorischen Ausdruck zu verwenden. Denn die charismatische Kraft bleibt unzulänglich, wenn der Patient nicht auf uns zukommt. Hier liegt die unentbehrliche Freiheit in jedem therapeutischen Verhältnis. Die Fähigkeit oder Unfähigkeit, das therapeutische Angebot anzunehmen, die Gleichschaltung der Interessen von Behandler und Behandelten ist eine nicht zu umgehende Bedingung für das Gelingen der Heilarbeit. Der Therapeut bleibt im Regen stehen, wenn ihn der Klient nicht einläßt. Das Schlüsselwort heißt Motivation.

Motivation steht in enger Nachbarschaft zu einem bereits genannten Begriff jüngeren Datums: *Compliance (Kompleanz)*. Das Maß für die Bereitschaft des Patienten zur therapeutischen Mitarbeit oder der Grad von Willfährigkeit auf Ratschläge und Rezepturen einzugehen. Beide Begriffe schöpfen ihre durchhaltende Kraft aus dem Engagement, das man einer Sache entgegenbringt. Darum sind sie auch von Bedeutung bei Selbsthilfeprogrammen. Man muß davon überzeugt sein, daß der eingeschlagene Weg einen Erfolg verspricht, zumindest eine Änderung zum Besseren erhoffen läßt. Tägliches Stimm-Jogging verlangt motivierte Disziplin und die Einsicht, daß ein eingefahrenes automatisiertes Verbundsystem wie es Stimme, Sprechen und Sprache darstellen, von einem Tag auf den anderen nicht geändert werden kann. Ein positiver Umschlag, d.h. eine auf einem hygienischen Niveau stabilisierte Stimme kann nur langfristig und mit Beharrlichkeit erreicht werden. Immer eingedenk der bewährten Trainerregel: Häufiger – kurzzeitig üben!

Stimmhygienisches Verhalten zeigt sich nicht zuletzt darin, daß man die Stimmkraft den jeweiligen *räumlichen Verhältnissen* anpaßt. Das liest sich wie eine Binsenwahrheit. Man höre aber einmal genau hin, wie in Vortragssälen, Seminarräumen, Klassenzimmern, Kirchenschiffen die Stimme mißbraucht wird. Da wird zu hoch gesprochen, da klingt die Sprechweise einschläfernd monoton, da werden die Silben wie mit einem Preßhammer auseinandergehackt, da wird gedonnert, daß die Fensterscheiben klirren. Es ist beängstigend, wie sorglos man mit der Stimme umgehen zu können meint.

Lautstärke und **Sprechtonhöhe** sind wesentliche Kriterien bei der Einschätzung einer «gesunden» Stimmführung. Darum ist das Einpendeln auf die individuelle mittlere Sprechstimmlage (Indifferenzlage, phonischer Null-Punkt) und das Einstimmen auf die (äußere) Raumresonanz so außerordentlich wichtig. Unser Ohr ist das vermittelnde Instrument für eine leistungsfähige Sprecheinstellung. Das ist der Grund, warum wir vor Beginn einer Stimmübungsbehandlung die Hörprüfung verlangen. Aber auch ein einwandfreies Gehör kann die gestörte Rückkopplung in halligen und lärmerfüllten Räumen nicht kompensieren. Davon wissen Schwimmlehrer und Bademeister ein Lied zu singen (sofern sie noch echter Töne fähig sind). Das Empfinden für ein ausgewogenes Tonvolumen geht verloren, die Stimme wird überlaut und überkräftig (verspannt). Wer unter solchen Bedingungen arbeitet – in Lärmbetrieben sieht es ähnlich aus –, sollte sich stimmlich besonderer Zurückhaltung befleißigen.

Der Gesunderhaltung der Stimme dient auch die Beachtung des **Sprechtempos** und damit eng verknüpft des **Pausenverhaltens,** d.h. die Art und Weise, wie man einen zusammenhängenden Redetext durch notwendig werdende oder bewußt eingeschaltete Atemeinschübe gliedert. Das ist sicher zunächst einmal ein geistiger Vorgang, der das Interesse an einem Gesprächsstoff sowie die Eingängigkeit des Gesprochenen befördern soll. Das ist aber auch ein rhythmisches Körpererleben, das den Schwung der Rede steigert ohne zusätzliche Kraftanspannung von seiten des Sprechorgans. Ein pausenarmes Sprechen hinterläßt den Eindruck von Kurzatmigkeit, was sich auch in einer inhaltlichen Ausdrucksverkürzung niederschlägt. Der verkrampfte Atemrhythmus – man sollte besser vom *Atemtakt* sprechen, weil der Sprechablauf merkwürdig leblos bleibt – «versteift» die Sprechmelodie und Mimik des betreffenden Sprechers. Der gute, der «gesunde» Sprecher benutzt die Pause als Ruheort (Gelassenheitspunkt) bei seiner verbalen Wanderung. Man weiß, daß bei Stimmstörungen die Pausenzahl in einem gesprochenen Text im Vergleich zu Stimmgesunden reduziert bzw. die einzelne Pause stark verkürzt ist. Darum erhält die Pause einen Rang als Übungsfaktor. Jeder Stimmpatient sollte seine (Atem)Pausen bewußt erleben und zu verlängern versuchen. Das richtige Maß schleift sich ohnehin beim alltäglichen Sprechen wieder ein. Prof. Coblenzer legt nicht ohne Grund bei seinen Übungen so starkes Gewicht auf das *Abspannen,* – «den Vorgang, der die reflektorische Luftergänzung auslöst». Wenn es gelingt, die Pausen sprechökonomisch zu steuern – und man darf natürlich nicht vergessen, daß diese Regulation nicht unabhängig von der Sinnhaftigkeit eines Textes vorgenommen werden darf, denn das was wir im Sinn haben, motiviert uns erst zum Sprechen –, wenn uns also eine *vernünftige Pauseneinteilung* gelingt –, dann haben wir auch eine andere Sprechkomponente – das Redetempo – in den Griff genommen.

Denn bei Schnellsprechern führt nicht die überhöhte Geschwindigkeit bei der Aneinanderreihung der Phoneme, Silben und Wörter zur Stimmschädigung, sondern das Nichteinhalten von für die Stimmerholung notwendigen Atempausen. Das überhöhte Sprechtempo verlangt demnach eine differenzierte Ursachenfindung: übermäßige artikulatorische Beschleunigung oder mangelnde sowie fehlerhafte Pausensetzung. Bei Stimmstörungen sollten beide Faktoren berücksichtigt werden. Die korrektive Grundregel lautet:

Langsamer sprechen – häufiger in der Rede einhalten!
Atemgang und Sinnschritte koordinieren.

Die Stimme ist ein *sekundäres Geschlechtsmerkmal.* Das bedarf keiner weiteren Erklärung, jeder vermag Frauen- und Männerstimmen voneinander zu unterscheiden. Zur Zeit der Pubertät, heutzutage etwa zwischen dem 12. und 14. Lebensjahr, wächst der Umfang des knorpeligen Kehlkopfgerüstes, die Stimmbänder werden länger. Die Tonlage sinkt beim männlichen Jugendlichen um ca. 1 Oktave (ein äußerliches Zeichen dieses Reifungsvorganges ist das markantere Hervortreten der vorderen Schildknorpelkante – Adamsapfel – am Hals), beim weiblichen um eine Terz oder Quart. Man nennt diese Periode den *Stimmwechsel* oder die *Mutation.*

Aber auch in späteren Jahren bleibt die enge Verbindung zwischen Stimmorgan und Hormonhaushalt erhalten. Wenige Tage vor der *Monatsblutung* vermehrt sich das Gewebswasser, die Stimmlippen lockern sich auf. Die so bedingte Veränderung ihrer Masse und Elastizität läßt sie empfindlicher auf Belastungen ansprechen. Schon im vorigen Jahrhundert hat man aus diesem Grunde an führenden Opernhäusern den Sängerinnen einen freien Tag zugestanden *(Laryngopathia menstrualis).*

Ähnliche, aber stärker ausgeprägte, hormonell bedingte Umstellungen an den Stimmlippen können im letzten Drittel einer Schwangerschaft auftreten. Die Stimme klingt dann heiser. Die meisten Schwangeren denken zunächst an eine Kehlkopfentzündung. Der Arzt muß sie beruhigen und klarstellen, daß man medikamentös nicht Abhilfe schaffen kann, daß aber die Heiserkeit nach der Geburt sehr rasch verschwindet. Man nennt diesen vorübergehenden Zustand eine *Laryngopathia gravidarum.*

An dieser Stelle erhebt sich die Frage, ob die *«Pille»,* die Einnahme von *Kontrazeptiva* (schwangerschaftsverhütenden Medikamenten) auch den Stimmklang verändert. Es ist bekannt, daß die Gabe gegengeschlechtlicher Hormone bei der Frau eine tiefere Stimme provozieren kann. Bei gewissen bösartigen Erkrankungen ist man zuweilen gezwungen, so vorzugehen und wird diese Art von «Vermännlichung» (Virilisierung) im Interesse der Lebenserhaltung in Kauf nehmen müssen.

Nun gibt es schwangerschaftsverhütende Präparate, die chemisch dem männlichen Geschlechtshormon (Testosteron) verwandt sind. Denkbar wäre also bei regelmäßiger Einnahme ein Absinken der Tonhöhe. Gesangsschülerinnen, die sehr kritisch auf ihre Tonentwicklung achten, wollen dies beobachtet haben. Man muß aber beruhigend hinzusetzen, daß nur vereinzelt Aussagen darüber vorliegen und kein wissenschaftlich experimentell abgesicherter Beweis. Auch ist verständlich, daß Gesangskünstler weitaus sensibler auf Tonschwankungen hinhören als der Normalsprecher. Man sollte also in dieser Hinsicht sich keine grauen Haare wachsen lassen.

Am Lebensabend, der sich in das 70. und 80. Jahr hinein verschoben hat, wird die Frauenstimme ohnehin etwas tiefer. Die Ursache sind Gewebsumwandlungen im Glottisbereich, ausgelöst durch hormonelle Ausfälle oder Verschiebungen. Paradoxerweise ist die Greisenstimme beim Mann leicht erhöht. Jedoch sind dies so minimale tonale Abweichungen, daß sie kaum bemerkt werden.

Welchen stimmgesundheitserzieherischen Nutzen können wir aus dem Kapitel ziehen:

Während der Zeit des Stimmwechsels sind Sprech- und Sing-Eskapaden zu vermeiden.

Kurz vor Beginn und während der Monatsblutung (Menstruation) soll die Stimme nicht übermäßig belastet werden.

Im Alter sollte man neben anderen auch Sprech-Strapazen *nicht* auf sich nehmen.

Ebenfalls stimmlich zurückhaltend muß man sich in der Genesungsphase nach schweren Erkrankungen verhalten. Das Kräftereservoir des Körpers ist erschöpft, die Muskeln ohne Saft und Kraft. Ebensowenig wie man einem Rekonvaleszenten einen Dauerlauf zumutet, sondern zunächst behutsam wenige Schritte tun läßt – sollte er gefordert sein, einen Wortschwall von sich zu geben. Man darf nicht vergessen, daß Sprechen auch eine muskuläre Anstrengung ist. Die Kehlkopfmuskulatur, so winzig klein sie sich auch etwa im Vergleich zum Bizeps ausnimmt, ist doch ein Teil der Körpermotorik.

Zugleich muß aber die Warnung ausgesprochen werden, nicht bei jeder Art von stimmlicher Unpäßlichkeit in eine Schonhaltung zu flüchten. Es ist streng darauf zu achten, daß nach Operationen im Mund- und Rachenbereich (Adenoide Vegetationen, – meist als Entfernung von Wucherungen oder Polypen bezeichnet; Mandelentfernungen) die aus dem Wundschmerz geborene Schonstimme nicht zur Gewohnheit wird. Auch das bei der modernen Narkose durch die Stimmritze eingeführte Beatmungsrohr kann nach dem Erwachen das Verlangen nach Stimmschonung aufkommen lassen. Meist vergeht aber die anfänglich schmerzhafte Mißempfindung nach wenigen Tagen. Die Flüsterstimme darf sich auf keinen Fall fixieren. Ob wirklich etwas geschädigt sein sollte, muß der Facharzt feststellen.

Anhaltendes Flüstersprechen ist stimmschädigend

denn bei der Flüsterstimme schwingen die Stimmlippen unregelmäßig (aperiodische Schwingungsform). Es bleibt ein dreieckförmiger hinterer Spalt beim Stimmritzenverschluß geöffnet. Die Stimme ist «geräuschbesetzt».

Wer die Klangfarbe seiner Stimme im Dienste der Stimmhygiene bereichern möchte, der sollte die Jodelstimme gebrauchen. Hier sind günstige Stimm-Parameter gegeben: Tiefstand des Kehlkopfes, erweiterte supraglottische Räume, Atemstütze. Die Technik besteht darin, den Ton bei Verwendung des Lautes /jo/ unter Umgehung des Mittelregisters sofort vom Brust- ins Kopfregister und wieder zurück zu tragen. Somit ist Jodeln ein Weg, der zu einer gesunden, kräftigen Stimme führt.

Beachte und vermeide ...

Ein Regelkanon für die Erhaltung der Stimmkraft

In einer Zusammenfassung von Lebensregeln aus dem vorigen Jahrhundert findet sich auch eine «Spezielle Hygiene des Redners und Sängers». So verwunderlich uns manche guten Ratschläge heute erscheinen, – überraschend modern wiederum muten andere an. Da ist von der Notwendigkeit die Rede, «zu individualisieren». In der Tat, für die Korrektur der gestörten Stimme gibt es keine konfektionierte Methode. Und an anderer Stelle liest man, daß Nichtrauchen «eine sehr segensreiche Forderung sei», – für andere aber «ein mäßiger Tabakkonsum eine vorzügliche Verdauungsanregung, daß sie durch nichts ersetzt werden kann». Ob letzteres zutreffend ist, sei dahingestellt. Der Sowohl-als-auch-Aspekt gibt uns aber zu bedenken, daß strenge Vorschriften und ihre strikte Einhaltung nicht immer gesundheitsfördernd sein müssen. Besonders wenn sie über einen Leisten geschlagen werden. Was und wie wir es auch immer mit unserer Stimme halten:

Gelassenheit löst Zwang.

Damit ist nicht einer unverbindlichen Lässigkeit das Wort geredet. Gelassenheit meint Sich-Loslassen, meint Gelöstheit.

Mit dieser Grundeinstellung wollen wir die Liste der Do-and-Don'ts einer Stimmhygiene durchgehen.

Beachte

Jede länger dauernde Heiserkeit – in der Regel nach 2–3 Wochen – muß vom Arzt abgeklärt werden. Mit Hilfe der Kehlkopf-Spiegeluntersuchung ist das verhältnismäßig einfach durchzuführen.

(Aber sicher nicht mit der durchdringenden Transparenz, wie sie in einem Medizinerwitz ironisiert wird: Eine Dame fragt den Arzt während der Untersuchung, wie weit er denn mit dem Spiegel sehen könne und dieser entgegnet höflich: Ich sehe, daß Sie auf einem mit Leder bespannten dunkelblauen Stuhl sitzen.)

Stimmpflege muß regelmäßig wie Zähneputzen erfolgen. Die Übungen stellt man sich mit Hilfe eines Logopäden (Stimmtherapeuten) zusammen. Es ist zweckmäßig, ein Übungsheft einzurichten, daß nicht nur eine Sammlung von Silben, Wörtern und Texten beinhaltet, sondern die tagebuchartige tägliche Auseinandersetzung mit der Stimme nachlesen läßt.

Stimmübungen sind mehrmals täglich kurzzeitig auszuführen. Das beginnt beim Aufstehen und endet mit dem Schlafengehen. Der Übungsraum wird stets frisch gelüftet.

Regelmäßiges morgendliches Lauftraining sollte bewußt mit Stimm- und Atemübungen gekoppelt werden (Stimm-Jogging). Ausgedehnte Spaziergänge dienen dem gleichen Zweck.

Vor jeder Stimm-Beanspruchung (Unterricht, Predigt, Vortrag, Diskussion) ist die Artikulations- und Phonationsmuskulatur (Laut- und Stimmgebung) «aufzuwärmen». Ausgehend vom Konversationston, den man durch ein bestätigendes, summendes «Hm-hm!» auffindet, stellt man sich auf die zu erwartenden Redebezüge ein: Textinhalt, Raumgröße, Publikumsmentalität und Zuhörerzahl.

Wer viel sprechen muß, z.B. Lehrer, sollte Infektionen im Bereich der oberen Luftwege nicht bagatellisieren. Bei einer Kehlkopfentzündung (Laryngitis) darf nicht weitergesprochen werden. Stimmruhe ist erste Berufspflicht. Man soll sich nicht von einer rigiden Pflichtauffassung überfordern oder falscher Scham angesichts überlasteter Kollegen beeindrucken lassen. Auf der anderen Seite erweist man sich keinen guten Dienst, wenn man die Stimmschonung über Gebühr ausdehnt. Allzu leicht könnte eine aufgepfropfte neurotische Erwartungssorge die Stimmschädigung (Heiserkeit) verschlimmern.

Sprich immer so leicht, gelöst und laut wie Du erwartest, daß mit Dir gesprochen wird.

Höre immer so aufmerksam und antwortbereit zu, wie Du wünschst, daß Dein Gesprächspartner Deine Rede mit schweigender Aktivität verfolgt.

Bedenke, daß Dein Mund als eine Art Schalltrichter Deiner Aussagen fungiert (Abb. 19). Benutze und halte die Lippenbewegungen (Ausformung) geschmeidig. Kontrolliere, ob die

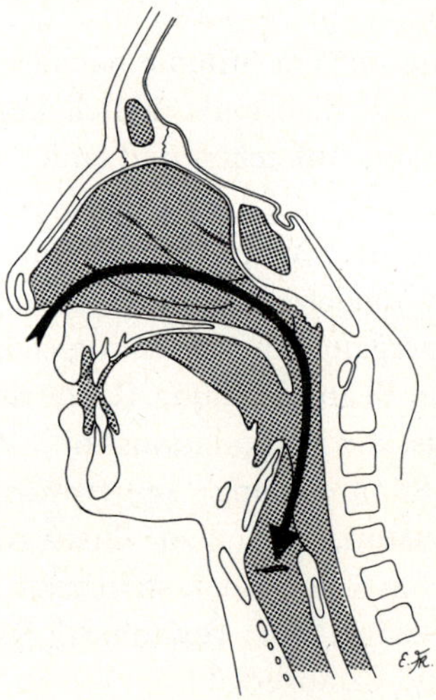

Abbildung 19: Der Pfeil stellt den Luftstrom bei Ruheatmung dar. Sprechatmung ist eine gemischte Atemform, wo auch die Mundatmung mit eingesetzt wird.

Kieferöffnungsweite für das gewünschte Stimmvolumen ausreicht und elastisch genug federt.

Die Zunge lenkt den Schallstrom und weist ihm die Räume der Lautrealisation zu. Ein alter Sängerspruch heißt: die Zunge ist das Steuer des Gesanges. Ohne Bedenken können wir beifügen – und des Sprechens.

Halte die Nasenatmung frei (Abb. 20). Das gilt für jede Art von Behinderung der Atemluft. Hat man aber ein Hindernis festgestellt, dann wähle einen renommierten Arzt aus und laß Dich zusätzlich von einem Logopäden beraten. Die Entscheidung darüber, ob mit Entfernung der Atembehinderung der Stimmklang sich verbessert oder eher verschlechtert, darf nicht auf die leichte Schulter genommen werden. Merkregel:

> Die Stimme sollte in der Nase sein – aber nicht die Nase in der Stimme.

Übersichtsregel

> Sprich text-, stimmungs-, partner- und raumangemessen

Vermeide

... ein Übermaß an Speisen und Getränken! Übe maßvolle Eß- und Trinkabstinenz vor größeren Sprechbelastungen aus.

... starkes Rauchen. Halte Dich nicht lange in rauchigen und staubigen Räumen auf.

... Verkühlungen. Ziehe Dich jahreszeitangepaßt an. Vermeide klimatische Verweichlichungen.

... Unausgeschlafenheit, besonders wenn Du eine Diskussion,

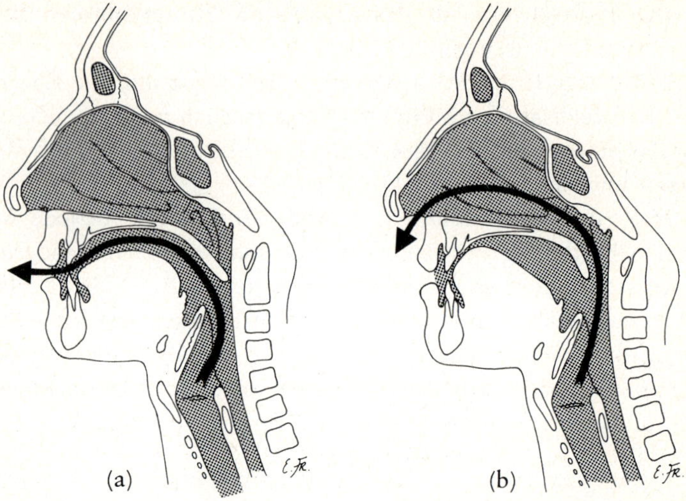

Abbildung 20: Durch Pfeil gekennzeichneter Weg der Ausatmung bei oralen (a) und nasalen (b) Lauten. In der deutschen Sprache überwiegt die Mund-Sprechatmung. Das nicht ganz fest verschlossene Gaumensegel sorgt dafür, daß ein «kleiner Schuß» Nasalität beigemischt wird, wodurch die Stimme an Resonanz und Kraft gewinnt.

einen Vortrag, einen anstrengenden Unterricht, eine tragende Rolle am nächsten Tage vor Dir hast.
... Nervenbelastungen und Aufregungen. Gegen das Gift, das aus einer aggressiven Stimmung spritzt, ist auch der stabilste Kehlkopf und die kräftigste Atmung auf Dauer nicht gefeit. Die kranke Stimmung zerstört die Stimme und umgekehrt.

Übersichtsregel

> Sprich nicht zu hoch, zu hart und zu laut, aber auch nicht zu tief, zu weich und zu leise.

Sprich einfach so, daß, wenn man Dir ins «Maul schaut» (Luther), Deine Stimmlippen nicht gerötet sind. Für den untersuchenden Arzt ist es mit der Stimmschädigung ähnlich wie mit der verbreiteten Berufskrankheit Lärmschwerhörigkeit – anfangs bilden sich die krankhaften Erscheinungen noch zurück. So haben die Stimmfalten nach jeder Sprecharbeit (z.B. Unterricht in der Klasse) einen rosa Schimmer. Das ist ein Zeichen für stärkere Durchblutung und als normal anzusehen. Am anderen Tag schon ist die geringe Rötung wieder verschwunden. Bildet sich aber die Hyperämie (Blutfülle) nur sehr langsam zurück oder sie bleibt gar bestehen, dann ist das feinere muskuläre Gefäßspiel gestört (aus welchem Grunde auch immer) und der Verdacht auf eine Funktionsstörung liegt nahe.

Wenn diese und andere frühe Zeichen nicht beachtet werden, wird früher oder später – jetzt auch hörbar – Heiserkeit auftreten. Das Stimmübel nimmt seinen Lauf.

Darum ist der letzte Satz in diesem Buch der wichtigste:

Wehret den (heiseren) Anfängen.

Zehn Gebote gesunder Stimmführung

Du sollst bei jedem Sprechakt die Klangeinheit von Atmung, Stimm- und Lautgebung beachten.

Du sollst Deinen Atem ruhig und gleichmäßig fließen lassen und die Ausatmungsruhepause sowie die sinngebenden Atempausen einhalten.

Du sollst vor dem Sprechen Deine Gedanken ordnen.

Du sollst Deine Stimme in Übereinstimmung mit Deiner Stimmung gebrauchen.

Du sollst Deine Stimmkraft der Raumgröße anpassen.

Du sollst Deine Rede an den Partner richten.

Du sollst Deine Stimme im Gleichgewicht der mittleren Sprechstimmlage, d.h. nicht zu hoch oder zu tief halten.

Du sollst Deine Stimme fest und nicht hart oder gepreßt einsetzen.

Du sollst vor Stimmbeanspruchungen nicht Völlerei betreiben.

Du sollst Deine Stimme vor äußeren Schäden, wie beizende Dämpfe, Rauch(en), zu heiße, kalte oder scharfe Getränke und Speisen bewahren.

Wer über Selbsthilfe und ambulante Betreuung hinaus vorbeugend und heilend für seine Stimme mehr tun möchte, kann in Bad Rappenau eine vierwöchige *Stimmheilkur* machen.

Unter stimmärztlicher Leitung wird dort ein komplexes, psychosomatisch orientiertes Heilverfahren durchgeführt. Das therapeutische Angebot von Einzel- und Gruppenbehandlung umfaßt Hörerziehung, Phonisch-Rhythmische Gymnastik, Entspannungstraining, Psychotherapie, Physiotherapie, Themenzentrierte Interaktion. Angesprochen sind ständig geforderte (Berufs)Sprecher wie: Pädagogen, Hochschullehrer, Dozenten, Juristen, künstlerische Sprech- und Singberufe, Pfarrer, Politiker, Verbandsfunktionäre, Manager, Verkäufer, Berater, Vertreter, Telefonisten, Arbeiter und Angestellte in Lärmbetrieben sowie alle, die mit ihrer Stimme Probleme haben.

Glossar

Akupädie. Hörübungsbehandlung, Hörtraining, Hörerziehung. Wird am Beginn und fortlaufend während der Behandlung durchgeführt. Stimmgestörte sollen den Klang der eigenen und fremden Stimmen einschätzen lernen. Erwerb kreativen oder funktionellen Hörens.

Ansatzrohr. Alle Räume oberhalb der Stimmritze, die den von den Stimmlippen abgestrahlten primären Kehlkopfton in Lautklang verwandeln. Die Resonanzräume bestehen aus Kehlkopf-, Mund- und Nasenrachen. Die Schallfähigkeit des Klanges wird vor allem durch die Beweglichkeit von Unterkiefer, Zunge, Lippen, Wangenmuskulatur und weichem Gaumensegel einschließlich Zäpfchen unterhalten. Hinzu kommt die jeweilige Tief- oder Höherstellung des Kehlkopfes, die die Resonation noch erweitert.

Dysodie. Störung der Gesangsstimme. Korrekturmaßnahmen liegen meist in den Händen von Gesangspädagogen.

Dysphonie. In medizinischen Kreisen gebräuchliches Wort für Heiserkeit. Klangstörung, dessen Skala von Tonlosigkeit und Verhauchtsein der Stimme über eine belegte, rauhe, gepreßte bis zur Taschenfaltenstimme reichen kann. Nahezu Tonlosigkeit wird als *Aphonie* bezeichnet.

Hyperfunktionelle Dysphonie, auch Preßstimme. Verspannte, hart eingesetzte Stimme mit gequetscht heiserem Beiklang.

Hypofunktionelle Dysphonie. Schwächliche, verhauchte, belegte Stimme; primär nach stimmlicher Überlastung, schweren Erkrankungen oder depressiven Stimmungslagen; sekundär als Folge eines ständig überbeanspruchten Stimmorgans (allmählicher Übergang von Preßstimme – Hyperfunktion – zu Hauchstimme – Hypofunktion).

Logopäde. Amtliche Bezeichnung für in der Bundesrepublik Deutschland tätige Stimm- und Sprachtherapeuten. Seit Oktober 1980 kann nach dreijähriger Ausbildung auf einer Schule für Logopädie das staatliche Diplom erworben werden. Gegenwärtig umfaßt der Fachverband für Logopädie etwa 800 Logopäden.

Mikrochirurgie, endolaryngeale. Methode zur operativen Entfernung organischer Veränderungen im Stimmritzenbereich. Ermöglicht bei Vollnarkose eine übersichtliche und sichere Durchführung dieser Manipulation. Entfernt werden u. a. Stimmbandknötchen, Stimmlippenpolypen, Ödeme, überschüssiges Gewebe bei chronischer Laryngitis, Zysten und auch örtlich begrenzter Kehlkopfkrebs.

Phonasthenie. Kaum noch gebräuchlicher Ausdruck für Stimmschwäche.

Phoniater. Stimm- und Spracharzt. Berufsbezeichnung, die es in der Bundesrepublik Deutschland offiziell nicht gibt. Ärzte, die sich mit der Stimm- und Sprachheilkunde beschäftigen, tragen entweder die Zusatzbezeichnung «Stimm- und Sprachstörungen» oder die Teilgebietsbezeichnung «Phoniatrie und Pädaudiologie». In einigen Staaten ist der Facharzt für Phoniatrie bereits anerkannt.

Resonator, auch Ansatzrohr. Oberhalb der Stimmritze gelegen, durch Muskelspiel verstellbarer Rachen-Mund-Nasen-Raum, der den primären Kehlkopfklang des Vibrators durch eigenresonatorisches Herausfiltern der Teiltöne lautspezifisch verstärkt.

Stimmfalten. Sammelbezeichnung für die paarigen Kehlkopfmuskeln (Musculus vocalis), nebst Bindegewebshülle und häutiger Außenbedeckung. Beide Stimmfalten ragen in das Lumen der Luftröhre hinein (Stimmritze) und schwingen elliptisch gegeneinander beim Sprechen. Normalerweise sehen sie weiß-grau aus und sind glatt berandet. Man nennt sie auch – nicht ganz korrekt – Stimmbänder oder Stimmlippen.

Stimmstörung. Diagnose einer nicht mehr leistungsfähigen Stimme, auffallend durch unterschiedliche Grade von Heiserkeit, abnorme Ermüdbarkeit, Räusperzwang, Hüsteln, Mißempfindungen am Hals und Kehlkopf, Fremdkörpergefühl, Stimmungseinbuße, «Nervosität».

Stimmübungsbehandlung. Lauthafte rhythmisch-gymnastische, psychosomatisch orientierte Therapiemethode, vorwiegend von Logopäden ausgeübt, dient der Korrektur gestörter und falscher Atmung, Stimm- und Lautgebung. Wird meist komplex, einzeln oder in Gruppen, durchgeführt, wobei auch psychische Faktoren berücksichtigt werden. Stimmübungsbehandlungen verordnen Ärzte. Die Krankenkassen übernehmen die Kosten. Um eine fachgemäße Diagnose und Kontrolle der Behandlung zu gewährleisten, werden auf diesem Gebiet besonders kompetente und versierte Ärzte mit der Teilgebietsbezeichnung «Phoniatrie und Pädaudiologie» konsultiert. Behandlungsziel: die leistungsfähige (effiziente) Stimme.

Stroboskop. Gerät zur Durchführung der Stroboskopie, der genaueren und auch vergrößerten Betrachtung der Stimmlippenschwingungen. In der phoniatrischen Praxis gebräuchlicher Apparat, erlaubt bei ausreichender Erfahrung recht zuverlässige Aussagen über die Arten von Stimmstörungen und erteilt Auskunft über Verlauf und Erfolg einer Behandlung.

Vibrator. Schwingsystem der Stimmfalten (selten und pathologisch: der Taschenfalten). Normale Stimmlippenschwingungen sind regelrecht und regelmäßig in elliptischer Form gegeneinander schwingend mit mittlerer Schwingungsweite (Amplitude) und erkennbarer Randkantenverschiebung (gleitende Beweglichkeit der Stimmlippenhaut).

Windkessel. Lungen- und Bronchialsystem einschließlich Luftröhre bis zur Stimmritze, Luftreservoir und Aktivator für den Ausatmungsvorgang und damit für den Sprechakt.

Empfehlenswerte weiterbildende Literatur

Coblenzer, H. u. F. Muhar: Atem und Stimme. Anleitung zum guten Sprechen. 2. Aufl., Österreichischer Bundesverlag, Wien 1976

Habermann, G.: Stimme und Sprache. Eine Einführung in ihre Physiologie und Hygiene. Thieme, Stuttgart 1978

Gundermann, H.: Die Behandlung der gestörten Sprechstimme. Fischer, Stuttgart 1977

Sachregister